病態に応じた
オンラインHDF治療戦略

編著 川西秀樹
特定医療法人あかね会 土谷総合病院 副院長

謹 告

本書に記載されている事項に関しては，発行時点における最新の情報に基づき，正確を期するよう，著者・出版社は最善の努力を払っております．しかし，医学・医療は日進月歩であり，記載された内容が正確かつ完全であると保証するものではありません．したがって，実際，診断・治療等を行うにあたっては，読者ご自身で細心の注意を払われるようお願いいたします．

本書に記載されている事項が，その後の医学・医療の進歩により本書発行後に変更された場合，その診断法・治療法・医薬品・検査法・疾患への適応等による不測の事故に対して，著者ならびに出版社は，その責を負いかねますのでご了承下さい．

序 文

　オンライン HDF 療法は 1978 年に米国 Lee Henderson が考案して以来，Jonas Bergström，Stanley Shaldon らのヨーロッパ学派を中心に発展してきた。1983 年には International Society of Hemofiltration が開催され，これはその後 International Society of Blood Purification (ISBP) に変わり現在まで継続されている。またわが国でも 1977 年ころより太田和夫先生を中心に HDF システムの開発がなされていた。これら透析療法の巨人たちは既に他界されているが，彼らのアイデアから多くの新たな透析治療が生まれ，そのひとつとして 1980 年代より HDF 療法が誕生してきたのである。

　わが国で広まったのは 1992 年の阿蘇カンファレンス以降で，九州 HDF 検討会，日本 HDF 研究会を中心に透析液清浄化と除去理論を両輪として発展してきた。さらに 2010 年以降の診療報酬への編入により症例数は急速に増加し，2017 年末では血液透析患者の 30% 近くを占めるまでになっている。このようにオンライン HDF は既に血液透析療法の主たる形態として定着していると言える。

　透析液清浄化に関しては 2007 年に日本透析医学会より基準が示され，それ以降大半の施設で清浄化が達成されるようになり解決した。しかしながら，オンライン HDF の臨床上の効果に関してのエビデンスはいまだ十分ではない。そのため，実際の適応も不明確で，多くは"医師の気分"で選択されているのが現状である。その治療条件も明確な基準が定められておらず，一度条件が固定されると変更もあまりなされていないのもよく見る。

　また最近のヨーロッパを中心とするランダム化比較試験や観察研究

では置換液量の増大と生命予後改善効果が示されているが，置換液量の増加と除去物質との関連は示されておらず，浄化目標が不明確である。このように不確実な理論・適応・条件の下での施行では，HDF療法本来の有効性が発揮されていない可能性が憂慮される。

　これらの疑問に若干なりとも回答が得られることを期待して，本書「病態に応じたオンラインHDF治療戦略」が編集された。この中で経験豊かな著者に病態や個々の症例に適した治療法・条件の選択を示していただいた。本書がHDF治療条件設定に役立つことを期待するとともに，透析患者のさらなる予後改善への一助となれば幸いである。

2019年2月

　　　　　　　　　　　　　　　　　　　　　土谷総合病院　川西秀樹

目次

総論　　1

1. オンラインHDFとは——歴史，分類，原理　　1
2. 海外オンラインHDFの現状と臨床成績　　12
3. わが国のオンラインHDFの現状と臨床成績　　23
4. オンラインHDFに用いられるヘモダイアフィルタの変遷とその特性　　40
5. オンラインHDFにおける水質管理の変遷とその基準　　56
6. オンラインHDFの生体適合性　　69
7. オンラインHDFの新たな展開と期待　　76

各論　　86

8. 前希釈・後希釈オンラインHDF，I-HDFの選択基準　　86
9. オンラインHDF装置の特徴とその保守管理　　100
10. オンラインHDF装置における水質管理の実際　　114

11	オンラインHDFの治療条件	129
12	オンラインHDF治療における ヘモダイアフィルタの選択基準	139
13	I-HDFの実際と臨床成績	150
14	オンラインHDFの透析関連症候への効果	163
15	オンラインHDFの透析低血圧への 効果とその治療条件	179
16	オンラインHDFの瘙痒症への効果とその治療条件	189
索引		203

編者

川西秀樹　　特定医療法人あかね会土谷総合病院 副院長

執筆者

峰島三千男　東京女子医科大学臨床工学科 教授
花房規男　　東京女子医科大学医学部血液浄化療法科 准教授
菊地　勘　　医療法人社団豊済会下落合クリニック 理事長
小久保謙一　北里大学医療衛生学部医療工学科 准教授
佐藤　隆　　医療法人偕行会名港共立クリニック 院長
友　雅司　　大分大学医学部附属臨床医工学センター 診療教授
松田兼一　　山梨大学医学部救急集中治療医学講座 教授
菅原久徳　　山梨大学医学部救急集中治療医学講座 助教
森口武史　　山梨大学医学部救急集中治療医学講座 講師
深澤瑞也　　山梨大学医学部附属病院泌尿器科血液浄化療法部 部長
山下芳久　　埼玉医科大学保健医療学部臨床工学科 教授
星野武俊　　明理会中央総合病院臨床工学科 科長
大澤貞利　　釧路泌尿器科クリニック 副院長
松下和通　　医療法人永生会まつした腎クリニック 院長
江口　圭　　東北医科薬科大学病院臨床工学部
櫻井健治　　橋本クリニック 院長
齋藤　毅　　橋本クリニック腎センター
小川智也　　埼玉医科大学総合医療センター腎・高血圧内科学 准教授
田山陽資　　埼玉医科大学総合医療センター腎・高血圧内科学 非常勤講師
髙橋直子　　特定医療法人あかね会 大町土谷クリニック 院長

総論 1 オンラインHDFとは ——歴史，分類，原理

峰島三千男

point
- 2012年の診療報酬の改定を機にオンラインHDF汎用化の道が開け，その後，同法を受ける患者数が急速に増大している。
- HDFはHDとHFのそれぞれの欠点を補うような溶質除去特性を持ち，小分子から大分子溶質領域まで高効率な溶質除去が可能である。
- オンラインHDFの施行には専用の多用途透析装置，認可されたヘモダイアフィルタの使用と透析液水質基準を満たす必要がある。
- 濾過に伴い膜への蛋白付着現象（ファウリング）が進行し，TMPの増大，溶質透過性の低下が見られ，溶質間の分離能も低下する。
- I-HDFは末梢循環動態の改善，透析低血圧症の予防，PRR増大による溶質除去能の改善が期待されている。

1 はじめに

　血液透析（hemodialysis：HD）などの膜型腎不全治療のうち，分子拡散と限外濾過双方を積極的に利用する血液透析濾過（hemodiafiltration：HDF）の有用性は，同法が考案された当初から指摘されていた[1]。しかし，滅菌された置換補充液を使用することから，わが国

ではその適用に制限があり，このことがHDFの普及を阻む最大の要因であった。これに対し，未滅菌の清浄化された透析液の一部を置換補充液として使用するオンラインHDF[2]が以前から注目されていた。その後の透析液清浄化技術の進歩により，2012年の診療報酬の改定時にようやくオンラインHDF汎用化の道が開け，その後，同法を受ける患者数が急速に増大している。ここでは，オンラインHDFの歴史，種類，原理について述べる。

2 HDF

　LeberらはHDと血液濾過（hemofiltration：HF）を同時に施行するHDFを考案し，HD，HFに比した有用性を強調した[1]。

　図1にHD，HF，HDFにおけるクリアランス（CL）と溶質の分子量（MW）の関係（クリアランス曲線）を示す[3]。HDは分子拡散を主たる原理として溶質を除去しており，その除去速度は拡散係数（D）に依存する。DはMWの増大とともに激減することが知られており，HDは小分子溶質の除去は比較的良好なものの，中・大分子溶質の除去には限界がある。また小分子溶質のCLは，透析膜の性能より患者血流量（Q_B）に強く依存する。一方，現在わが国で使用されている高性能透析膜ダイアライザでは相当量の内部濾過が生じており，HDモードではありながら濾過による溶質除去もある程度促進されている[4]。

　HFは限外濾過を原理として溶質除去しており，CLは濾液流量（Q_F）と膜の分画特性に依存する。HDに比べると小分子溶質の除去に劣るものの，中・大分子溶質の除去に優れる。

　HDFはHDとHFのそれぞれの欠点を補うような溶質除去特性を持ち，小分子から大分子溶質領域まで高効率な溶質除去が可能である。

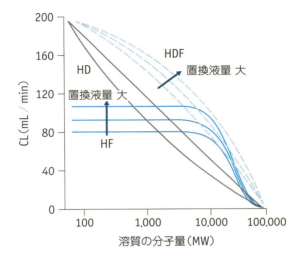

図1 HD，HF，HDFにおけるCL曲線

（文献3より引用）

3　オンラインHDF

　オンラインHDFは，透析装置から送られた透析液の一部を補充液として抜き取り血液回路へ注入し，残りの透析液をヘモダイアフィルタへ送るHDFである。HDに比べフィルタへ流入する透析液流量（Q_D）は若干少なくなるが，滅菌された置換補充液を使うオフラインHDFに近い治療効果が期待できる。清浄化した透析液の使用が前提であり，透析液ラインに数本のエンドトキシン補捉フィルタ（endotoxin retentive filter：ETRF）を用いて安全性を担保している。オンラインHDFは2010年の診療報酬の改定より，透析液清浄化がバリデーションされた専用装置の使用を前提に実施可能となり，さらに2012年の改定で汎用化の道が開かれたことは前述した通りである。

4 各種血液浄化法の溶質除去特性（理論解析）[5]

ハイフラックスダイアライザを用いたHD（HD_{HF}），オフライン後希釈HDF（$HDF_{off-line\ post}$），オンライン前希釈HDF（$HDF_{on-line\ pre}$）の3種の治療における溶質除去特性の差違を明らかにするため理論解析を行った[5]。その基本条件を表1に示す[5]。この際，HDモードで尿素（urea）CL＝185mL/min，β_2-ミクログロブリン（β_2-MG）CL＝70mL/min，内部濾過流量（Q_{IF}）＝20mL/minの性能を発揮するようなダイアライザ/ヘモダイアフィルタを想定し，各治療モードにおける溶質除去特性を推定した。

図2にHDF$_{off-line\ post}$，HDF$_{on-line\ pre}$におけるCLに及ぼす濾液（補充液）流量（Q_F）の影響を示す[6]。HDF$_{off-line\ post}$でQ_Fを増大させると小・中・大分子溶質であるurea，β_2-MG，α_1-ミクログロブリン（α_1-MG）のCLとも増大傾向を示すのに対し，HDF$_{on-line\ pre}$

表1 理論解析に用いた各種治療の基本条件

基本条件	ハイフラックスHD（HD_{HF}）	オフラインHDFpost（$HDF_{off-line\ post}$）	オンラインHDFpre（$HDF_{on-line\ pre}$）
血流量：Q_B（mL/min）	200	250	250
透析液流量：Q_D（mL/min）	500	500	600
濾液（補充液）流量：Q_F（mL/min）	0	60（14.4L/4hr）	180（43.2L/4hr）

除水流量：Q_{UF}＝0mL/min
膜性能の設定条件：下記の性能を満足する膜性能を想定
膜の透過性：HDモードで，尿素CL（urea）＝185mL/min，CL（β_2-MG）＝70mL/min
内部濾過流量 Q_{IF}＝20mL/min

（文献5より引用）

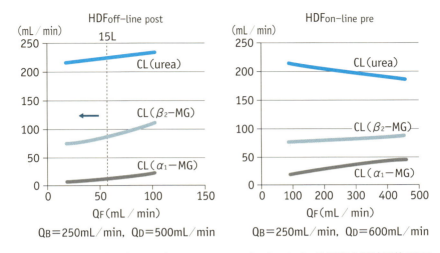

図2 オフライン後希釈HDF (HDFoff-line post), オンライン前希釈大量液置換HDF (HDFon-line pre) における溶質CLに及ぼす濾液 (補充液) 流量QF依存性

(文献6より引用)

ではCL (urea) は減少, CL (β_2-MG) は微増, CL (α_1-MG) は増大しHDFoff-line postと異なる傾向がみられる。これは, Q_F増大に伴う拡散移動量の減少 (濃度差減少) 効果と濾過に伴う溶質移動量の増大効果の兼ね合いの結果と考えるべきである。たとえば前希釈法では, ureaのような小分子溶質では前者の効果が後者を上回ってCLが減少するのに対し, β_2-MG, α_1-MGなどの中・大分子溶質では後者が前者を上回ってCLが増大したと考えられる。ただし, 前述したように小分子溶質の除去はQ_Bに依存するため, ある程度Q_Bが確保できる患者では大きな問題にはならない。一方HDFoff-line postでは実際のQ_Fの設定は血流量Q_Bに大きく依存するため, わが国では図中点線で示した15L/240min (=62.5mL/min) 程度が上限である。これに対しHDFon-line preでは$Q_F > Q_B$の大量置換が可能である。

5 血液系における性能の経時減少

　標準的な治療では,濾過速度を一定とした定速濾過(均等除水,均等濾過)で操作される。しかし,濾過に伴い膜への蛋白付着現象(ファウリング)が進行し,TMP(膜間圧力差)の増大[濾過係数(U_F)の減少],溶質透過性(みかけのふるい係数SC)の低下がみられ,溶質間の分離能も低下してくる。図3は牛血系実験における,U_FならびにQ_{IF}の経時変化の1例を示したものである[7]。開始直後の比較的急速な減少とそれに続く緩やかな減少の二相性の経時変化がみられている。なお,Q_{IF}の測定は我々が開発した超音波ドプラー法によるものである[4]。このような経時減少は通常の臨床においても同様に生じている現象である[8]。

　ファウリング現象はHF,HDFで顕著となるが,HD_{HF}においてもQ_{IF}が大きいと局所的なファウリングは生じやすくなる[4]。

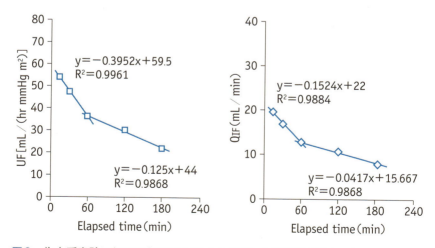

図3 牛血系実験における濾過係数(U_F)ならびに内部濾過流量(Q_{IF})の経時変化
(文献7より引用)

6 ファウリング現象軽減の試み

ファウリングによる性能の経時減少の影響を少しでも軽減するための工夫として分離膜の改良と補液プログラムの導入の2つが挙げられる。

①ハイパフォーマンスメンブレン（HPM）製膜技術の改良

膜表面付近に親水性ポリマーを導入することにより血液成分の付着抑制が試みられている[9]。血液成分が付着しにくい血液浄化膜を開発することは生体適合性の面からもきわめて重要である。

②補液プログラムの導入

最近の多用途透析装置の一部では，HDFにおける補液流量（Q_S）をプログラム化（経時的に変化）させることができる。ファウリング対策としては定圧濾過操作に近い，Q_Sを低減していくプログラムが理論的に有効と考えられる（図4）が，現実には透析開始直後のアルブミン

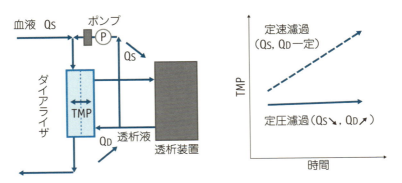

図4 前希釈オンラインHDFの液置換に定圧濾過制御を導入したときの概念図

（文献8より引用）

(Alb)漏出が顕著となるため，むしろQ_Sを増大させるプログラムのほうが大分子溶質である$α_1$-MGとAlbの分離は良好であるとの報告がなされている[10]。膜付着蛋白によるファウリングを完全に回避することは不可能であるが，限られた治療時間内で少しでも膜本来の分離能を発揮させるような使用方法が望まれる。

なおファウリング現象の連続監視には，ダイアライザ動脈側/静脈側圧もしくは動静脈圧差（圧力損失）などの圧モニタリングが重要である。

7 多様化する膜型腎不全治療

2012年の診療報酬改定において慢性維持透析濾過（複雑なもの）が新設され，膜型腎不全治療は以下のごとく多様化の様相を呈してきている。

1）血液透析（HD）
- ハイフラックスダイアライザ（内部濾過促進型）を用いたHD-high-fluxを含む

2）血液透析濾過（HDF）
- オフラインHDF：少量液置換HDF$_\text{off-line post}$が一般的
- オンラインHDF：大量液置換HDF$_\text{on-line pre}$が一般的
- push & pull（P/P）HDF：間欠補充型HDF（intermittent infusion hemodiafiltration：I-HDF）を含む
- acetate free biofiltration（AFB）

3）血液濾過（HF）
- オフラインHF，オンラインHF（未承認）

診療報酬上，慢性維持透析濾過（複雑なもの）にはオンラインHDFのみならず，P/P HDFも含まれているという。これらの治療には，オンラインHDFモードを搭載した専用の多用途透析装置，認可されたヘモダイアフィルタの使用と透析液水質基準を満たす必要がある。したがって，以前から利用されている少量（十数mL）の透析液を頻回に流出入させるP/P HDFでは外付け装置が必要となるため適用外となる。一方，逆濾過透析液によるI-HDFは上記の条件を満たしていると考えられるが，I-HDFと通常のオンラインHDFでは置換補充液量も大きく異なり，その治療効果には差違があるものと認識すべきである。

8　間欠補液型HDF（I-HDF）

典型的なI-HDFでは，1回200mL程度の逆濾過透析液を30分ごとに計7回間欠補液（間欠補液流量は150mL/min程度）する。すなわち0.2×7＝1.4Lのごく少量液置換のオンラインHDFとみなすことができる。

I-HDFは間欠補液することにより末梢循環動態の改善を図ることを目的に開発された治療であり，一部の患者では透析低血圧症の予防，plasma refilling rate（PRR）の増大による溶質除去能改善効果が報告されている[11)12)]。

9　今後の治療戦略

① 小分子溶質除去の観点から

分子拡散による除去が主体である。小分子溶質のCLはQ_B，Q_D，総括物質移動面積係数（KoA）のうち，最も小さい値を超えられない

という特性がある。通常の維持透析HD_{HF}では$Q_B＜Q_D＜KoA$であるので，小分子溶質のCLに最も重要な因子はQ_Bである。透析不足の患者に大面積ダイアライザがしばしば選択されているが，Q_B増加が伴わなければ大きな効果は期待できない。同様に，$HDF_{on\text{-}line\ pre}$を施行した場合，ヘモダイアフィルタに流入する$Q_{DI}$の大幅な減少は避けるべきである。

② 中・大分子溶質除去の観点から

溶質分子が大きくなるにつれ限外濾過による除去が有利である。したがって，大量液置換$HDF_{on\text{-}line\ pre}$は$HD_{HF}$に比較して積極的な除去が期待される。さらに，$HDF_{on\text{-}line\ pre}$，$HDF_{off\text{-}line\ post}$とも液置換量が増えるほど溶質除去には有利に働く。治療モードや置換液量の設定は患者Q_Bや除去目標溶質によって異なってくる。

10　おわりに

オンラインHDFの汎用化に伴う透析療法の多様化について述べた。現状では認可されたヘモダイアフィルタの種類も増えてきており，個々の患者に適した治療法ならびにフィルタ(ダイアライザ)の選択はますます重要となってきている。

文献

1) Leber HW, et al：Clin Nephrol. 1978；9(3)：115-21.
2) Rindi P, et al：ASAIO Trans. 1988；34(3)：765-8.
3) 峰島三千男：血液浄化装置．臨床工学技士標準テキスト．第3版．小野哲章，他，編．金原出版，2016，p383-416．
4) Mineshima M：Contrib Nephrol. 2011；168：153-61.

5) 峰島三千男：日透析医会誌. 2012；27(2)：267-72.
6) 峰島三千男：透析療法における様々な疑問に答える series 8. 川口良人, 他, 監. メディカルレビュー社, 2016, p226-7.
7) Mineshima M：Contrib Nephrol. 2011；173：103-9.
8) 峰島三千男, 他：腎と透析. 2012；73(別冊 ハイパフォーマンスメンブレン'12)：20-3.
9) 上野良之, 他：膜. 2012；37(1)：17-21.
10) 松崎竜児, 他：腎と透析. 2015；79(別冊 HDF療法'15)：77-9.
11) 江口 圭, 他：日透析医学会誌. 2007；40(9)：769-74.
12) Mineshima M, et al：Blood Purif. 2013；35(Suppl. 1)：55-8.

総論 2

海外のオンラインHDFの現状と臨床成績

花房規男

point
- 従来，HDFとHDとを比較する観察研究，ランダム化比較試験，あるいはそれらのメタアナリシスが行われている。
- 置換液量との関連で，置換液量が多いグループで，良好な予後と関連するという結果が多く得られている。
- わが国に比較すると，後希釈であること，ヘモダイアフィルタのサイズが小さいことなどが相違点として挙げられ，高置換液量は高血流による透析量の増加が予後良好な一因と考えられる。
- 置換液量による評価にとどまり，物質の除去率による評価は行われていないことから，今後こうした除去率をもとにした臨床評価が求められる。

1 はじめに

わが国では，従来，透析アミロイドーシス，循環動態が不安定な透析困難症など限られた目的にHDFが使用されてきた。2012年に透析液の一部を置換液として使用するオンラインHDFが保険適応となり，適応疾患の縛りもなくなった。このため，オンラインHDFを行う患者数は顕著に増加しており，2016年末には76,836人，全透析患者の

23.3％となっている[1]。一方，海外においては，ヨーロッパでオンラインHDFが行われており，複数の臨床研究が行われ，その成果が報告されている。本項では，こうした海外の現在までに得られている，オンラインHDFのエビデンス，さらにはわが国との違いを解説したい。

2 観察研究

従来，複数の観察研究で検討が行われており，古くは1999年に報告された観察研究で，HDF，HF患者1,082人と，HD患者6,298人との間で，手根管開放術，生命予後について比較した検討がある。この検討では，HDF，HFは，手根管開放術のRR（相対リスク）0.58［95％CI（信頼区間）0.35-0.95］と有意に低い手根管開放術のリスクと関連がみられた。一方，生命予後においてはRR 0.90（95％CI 0.76-1.06）と，点推定値は良好な予後との関連が示唆されたが，統計学的には有意ではなかった[2]。

① DOPPS

その後のランダム化比較試験（randomized controlled trial：RCT）でも検討された，置換液量と予後との関連について検証したのが，DOPPS（Dialysis Outcomes and Practice Patterns Study）による検討である。DOPPSは国際的な前向き観察研究であるが，そのうちでphase 1のヨーロッパからの参加者2,165人を対象として，オンラインHDF施行群と，HD施行群との間で，生命予後について比較を行った。

オンラインHDF群では5〜14.9/回を低置換液量群，15〜24.9L/回を高置換液量群とし，HD群では，使用しているダイアライザのUFR (ultrafiltration rate) が20mL/時/mmHgを超えるものをハイフラックス，20mL/時/mmHg以下のものをローフラックスとした。その結果，ローフラックスHD群を基準として，ハイフラックスHD群ハザード比(HR) 1.03 ($P=0.83$)，低置換液量HDF群0.93 ($P=0.68$)，高置換液量HDF群HR 0.65 ($P=0.01$) であり，高置換液量HDFが良好な予後と関連する可能性が示された[3]。

② EUCLID

　後述のRCTの結果が報告された後にも，複数の観察研究でHDFの優位性についての検証がなされている。EUCLID (European Clinical Database) に参加しているルーマニアの患者を対象とした検討で，維持透析患者と導入患者を対象としてHDFとHDとの比較が行われた。

　維持透析患者の検討では，2010年3月1日に透析を行っている患者を対象としたもので，HDF患者は221人が含まれた。一方，導入患者を対象とした検討は，2010年3月1日～2013年1月31日に透析を導入した患者が対象とされ，HDF患者265人が対象となった。対照群には，同じ時期に透析を行っていた，あるいは導入した患者で，propensity scoreで1:2に一致させたHD患者が選ばれた。2013年4月30日までの全死亡が検討され，維持透析患者では，HR 0.62 (95% CI 0.42-0.93)，導入患者では，HR 0.22 (95% CI 0.11-0.43) といずれもHDFは良好な予後と関連することが示された[4]。

③ REIN

　また，フランスのREIN (Réseau Epidémiologique et Information en Néphrologie) registryからも，2008年初から2011年末までに透析を開始した患者群を対象として検証がなされている。

少なくとも1回はHDFを施行した患者5,526人，あるいは期間中HDFのみ施行した患者2,254人と，HDF非施行の患者22,881人との間で，2012年末までの全死亡，心血管死亡が比較された[5]。HDF施行は，全死亡HR 0.84（95％ CI 0.77-0.91），心血管死亡（HR 0.73, 95％ CI 0.61-0.88），非心血管死亡（HR 0.89, 95％ CI 0.81-0.97）と，いずれも有意に良好な関連が認められた。さらに，HDFのみ施行患者とHDF非施行患者との比較においても，全死亡HR 0.77（95％ CI 0.67-0.87），心血管死亡HR 0.66（95％ CI 0.50-0.86）といずれも有意に良好な関連が認められた。

④ 置換液量と予後

置換液量と予後との関連については，EUCLIDに参加した2,293人のオンラインHDF施行患者（2005年初から2013年5月末にチェコ，フランス，イタリア，ポルトガル，ルーマニア，ロシア，スペイン，トルコで治療が行われていた患者）を対象として検証された。週当たりの置換液量が64.8L/週を超える群と，54.6L/週の群との比較において，2年間の観察期間における生存に対するHR 3.42（1.68-6.98）であり，高置換液量群の優位性が示された。

Cubic spline curveによる検討では，多変量で調整後に，置換液量が70.1L/週以上で有意に良好な生命予後と関連（HR 1.64, 95％ CI 1.00-2.22）した。相対生存率は56.8L/週（33L/週/体表面積m^2）から上昇しはじめ，75L/週（45L/週/体表面積m^2）でプラトーに達した。また，β_2-MGの濃度は，置換液量が75L/週まで24.7から22.7mg/Lまで連続的に減少した[6]。

⑤ ヨーロッパにおける HDF の現状

　一方，ヨーロッパにおけるHDFの現状について，DOPPSからのデータが公表された。7カ国（ベルギー，フランス，ドイツ，イタリア，スペイン，スウェーデン，イギリス）における検証で，施設ベースでは6％の施設ですべての患者でHDFが行われ，30％の施設ではまったくHDFを行っていなかった。

　患者ベースでは，最もHDF施行患者が多かったのはスウェーデンで，52％の患者でHDFが行われていた。一方，最も少なかったのはドイツで13％であった。

　置換液量については，イタリアとイギリスでは，置換液量は少ない（4～15L）患者が多かったが，スウェーデン，フランス，ベルギーでは置換液量が多い患者が多数だった（>15L）。

　生命予後との関連では，HDと比較したHDFのHR 1.14（95％ CI 1.00-1.29），20Lを超える大量置換HDF群においてもHR 1.08（95％ CI 0.92-1.28）であり，統計学的には有意な関連は認められなかった。

　さらに，HDFを処方していない施設を除外した検討でも，HDと比較したHDFのHR 1.11（0.98-1.26）と予後との間に関連性はみられなかった[7]。元気な患者が対象となったRCTとは，実臨床では異なる結果になった可能性がある。高置換液量が良いという結果も，それに耐えられる元気な患者が選ばれた可能性がある。

3　RCT

　従来，少数の患者でのHDFとHDとを比較したRCTは行われていたが，大人数で行われたRCTが2012年頃から複数，報告されてき

た。これらは，CONTRASTスタディ，Turkish Online HDFスタディ，ESHOLスタディ，French HDFスタディである。

① CONTRASTスタディ

CONTRASTスタディは，714人の透析患者（オランダ597人，カナダ102人，ノルウェー15人）を対象として，オンラインHDF（$n=358$）と，ローフラックスHD（$n=356$）とに割り付け，中央値2.9年の観察期間での全死亡について検討がなされた。

その結果，HDF群では1,000人年当たり121人，HDF群では1,000人年当たり127人が死亡し，HR 0.95（95% CI 0.75-1.20）と2群間に差はみられなかった。一方，後付け解析において，置換液量を三分位にわけ，最も置換液量が多い群（21.95Lを超える群）では，ローフラックスHDと比較して多変量で調整後もHR 0.61（95% CI 0.38-0.98）と有意に良好な生命予後と関連した。また，心血管イベントについては，HR 0.72（95% CI 0.44-1.19）と良好な傾向がみられたが，統計学的には有意ではなかった[8]。なお，CONTRASTスタディからは，HDFが良好なリンのコントロールと関連したとする報告[9]，β_2-MGのコントロールがHDF群で良好であり，特に尿量が維持されている患者で改善が大きかったとする報告[10]もなされている。

② Turkish Online HDFスタディ

Turkish Online HDFスタディは，トルコで行われた検討であり，10の透析センターから782人の透析患者が組み入れられた。オンラインHDF群（最低置換液量15L）と通常のHD群との間で，36カ月の複合エンドポイント（全死亡と最初の非致死性心血管イベント）が比較された。エンドポイントを認めなかった割合は，オンラインHDF

群では77.6%，HD群で74.8%であって，有意差はみられなかった（$P=0.28$）。Cox比例ハザードモデルにおいても，HR 0.82（95% CI 0.59-1.16）で有意差はみられなかった。一方，CONTRASTスタディと同様に，置換液量の中央値17.4Lでわけたところ，17.4L以上のグループで，全死亡・心血管死亡が有意に少なく，4分位にわけた場合にも，いずれのアウトカムについても置換液量が多い群でより良好であった。なお，赤血球造血刺激因子（ESA）抵抗性指数（ERI）はオンラインHDF群で有意に低値であった[11]。

③ ESHOLスタディ

ESHOLスタディは，スペインの透析施設を対象としたRCTであり，939人の患者が対象となり，最終的に906人がランダム化された。介入として，オンラインHDF群（最低置換液量18L/回）と，ハイフラックスHD群との間で，全死亡が比較された。中央値2.08年［IQR（4分位範囲）0.86-3.00年］の間のHDF群のHRは，0.70（95% CI 0.53-0.92）であり，有意に良好な予後を認めた。

さらに，NNT（number needed to treat）は1年後9.75（95% CI 5.03-47.41），2年後7.67（95% CI 4.32-33.57），3年後7.67（95% CI 4.51-31.83）であった。一方，心血管死亡は，脳卒中（HR 0.39，95% CI 0.16-0.93）を除き，2群間に差はみられなかった[12]。

④ メタアナリシス

その後，これらのRCTを含めたメタ解析がいくつか報告されている。6つのRCT（2,885人）を対象としたメタアナリシスでは，HDFは全死亡（HR 0.84，95% CI 0.73-0.96），心血管死亡（HR 0.73，95% CI 0.57-0.92）において，良好な予後と関連したと報告されている[13]。

さらには，HF, acetate-free biofiltrationも含んだ35RCT, 4,039人の検討では，全死亡はRR 0.87（95％CI 0.70-1.07）と有意な関連はみられなかったが，心血管死亡のRR 0.75（95％CI 0.58-0.97）と有意に良好な関連が認められた[14]。

一方，CONTRAST, ESHOL, French HDF, Turkish Online HDFの4つのスタディについて，患者単位でデータをまとめ再解析したメタアナリシスが2016年に公表された。4つのスタディ2,793人を対象として，オンラインHDFとHDとの間で観察期間中央値2.5年（IQR 1.9-3.0）の間の生命予後を比較した。その結果，全体においても，全死亡HR 0.86（95％CI 0.75-0.99），心血管死亡HR 0.77（95％CI 0.61-0.97）といずれも良好な予後と関連しただけではなく，置換液量が23L/体表面積m^2を超える群においても，全死亡HR 0.78（95％CI 0.62-0.98），心血管死亡HR 0.69（95％CI 0.47-1.00）といずれも有意に良好な予後と関連することが示された[15]。

4 海外のオンラインHDFにおける課題

こうした，海外におけるオンラインHDFの臨床研究においては，それ自体の課題と，わが国で行われているオンラインHDFとの違いという2つの側面がある。

後述のように海外でのHDFは後希釈であり，置換液量は血流量に依存する。たとえば，Turkish Online HDFスタディでは，置換液量は，血流量の25～30％に設定されている。このため，オンラインHDF群では，血流量が多く（HDF 318±27mL/分，HD 301±32mL/分，P＜0.001），特に高置換液量群で他の群に比較して有意に多かった（高置換液量群324±21mL/分，低置換液量群301±32

mL/分，HD群303±32 mL/分，$P=0.02$）。さらに，40人の患者では十分な血流量が取れなかったため，研究から離脱している[11]。また，高置換液量が求められたESHOLスタディでは，高置換液量を確保するために，スタッフのトレーニングが行われた[15]。置換液量は施設の治療パターン，治療時間，血流量に依存し[15]，DOPPSの実臨床における検討で，高置換液量が必ずしも良好な予後と関連しなかったことからも[6]，高置換液量が良好な予後と関連するという結果は，高置換液量に耐えられる「元気な患者」が選ばれた，選択バイアスの可能性がある。

　わが国との比較においては，置換液の補充方法，ヘモダイアフィルタの違いがある。2016年末の日本透析医学会の統計調査結果によると，HDFの希釈方法が記載されていた61,754人のうち，83.2％にあたる51,365人が前希釈を選択されていた[1]。一方，海外でのオンラインHDFはいずれも後希釈である。このため，同じ置換液量においては，前希釈に比較すると除去効率は高いが，濃度分極によるAlb漏出量の増加，さらには，前述したような血流量による制約，また，Donnan-Gibson効果の影響など様々な相違点が存在する。ヘモダイアフィルタも海外とわが国とでは大きく異なる。表1には，ESHOLスタディで使用されたヘモダイアフィルタ・ダイアライザの膜面積，UFR，使用割合を示すが，比較的小さな膜面積のヘモダイアフィルタが使用されており，その結果，UFRも小さいことが見てとれる。

　さらに，置換液量でのみ評価されており，わが国でHDFの指標として用いられるα_1-MGをはじめとする物質除去率[16][17]については，評価されていないため，ヘモダイアフィルタの膜材質の要素が考慮されていない点についても注意が必要である。

　これらの結果を総合すると，わが国のオンラインHDFとは大きく

表1 ESHOLスタディで使用されたダイアライザ・ヘモダイアフィルタと，わが国で使用されているヘモダイアフィルタの比較

	膜面積（m²）	UFR（mL/時/mmHg）	HDF	HD
FX60	1.4	46	59.7%	58.7%
FX80	1.8	59	8.6%	8.4%
Polyflux 170H	1.7	65	7.9%	10.4%
Polyflux 210H	2.1	78	10.3%	5.5%
Arylane H9			1.5%	0.9%
Others			12.5%	12.5%
Low-flux			−	8.1%
わが国で使用されているヘモダイアフィルタの例				
MFX-21U	2.1	78		
MFX-25U	2.5	91		

表には，ESHOLスタディで使用されたダイアライザ・ヘモダイアフィルタとその割合を示す．下の2行には，わが国で使用されているfluxの高いヘモダイアフィルタを示す．わが国で使用されているものと比較し，膜面積が比較的小さく，UFRも低いことが見てとれる．

〔文献12およびニプロ株式会社ホームページ マキシフラックス®（MFX）より作成〕

評価法，治療法自体も異なることが明らかである．今後，わが国の大量液置換，前希釈オンラインHDFによるエビデンスの創出が求められている．

文献

1) 日本透析医学会：図説 わが国の慢性透析療法の現況 2016年12月31日現在．日本透析医学会，2017．
2) Locatelli F, et al：Kidney Int. 1999；55(1)：286-93．
3) Canaud B, et al：Kidney Int. 2006；69(11)：2087-93．
4) Siriopol D, et al：Nephrol Dial Transplant. 2015；30(2)：294-301．
5) Mercadal L, et al：Am J Kidney Dis. 2016；68(2)：247-55．
6) Canaud B, et al：Kidney Int. 2015；88(5)：1108-16．

7) Locatelli F, et al：Nephrol Dial Transplant. 2018；33(4)：683-9.
8) Grooteman MP, et al：J Am Soc Nephrol. 2012；23(6)：1087-96.
9) Penne EL, et al：Am J Kidney Dis. 2010；55(1)：77-87.
10) Penne EL, et al：Clin J Am Soc Nephrol. 2010；5(1)：80-6.
11) Ok E, et al：Nephrol Dial Transplant. 2013；28(1)：192-202.
12) Maduell F, et al：J Am Soc Nephrol. 2013；24(3)：487-97.
13) Mostovaya IM, et al：Semin Dial. 2014；27(2)：119-27.
14) Nistor I, et al：Am J Kidney Dis. 2014；63(6)：954-67.
15) Peters SA, et al：Nephrol Dial Transplant. 2016；31(6)：978-84.
16) Yamashita AC, et al：Contrib Nephrol. 2011；168：146-52.
17) Yamashita AC, et al：Contrib Nephrol. 2015；185：1-7.

総論

3 わが国のオンラインHDFの現状と臨床成績

菊地　勘

point
- 2012年の診療報酬改定以降，わが国でのオンラインHDFを行う患者数は年々増加傾向にある。
- わが国ではヨーロッパと比較して血液流量が低いことから，血液流量が低い患者でも高置換が可能である前希釈オンラインHDFが多く施行されている。
- 日本透析医学会統計調査のデータベースを使用した解析で，HDと前希釈オンラインHDFの1年予後を検討した結果，ハザード比（HR）0.834（95％ CI 0.705-0.986）と，前希釈オンラインHDFの生命予後が良好であることが示された。
- 1セッション当たり40L以上の前希釈オンラインHDFにおいて予後改善効果が高く，置換液量が50.5LでHR最小となり，39.0～63.5Lの置換液量の間において95％CIを含みHR1未満となることから，この区間の置換液量が推奨される。

1　はじめに

わが国でオンラインHDFが開始されてから20年以上経過しているが，2010年の改定まで診療報酬としての位置づけは不確実な状

況が続いていた。2010年に初めて多用途透析装置としてオンラインHDF装置が認可されて、オンラインHDFは公的なものとなった。しかし、2010年の診療報酬改定では、バッグ式HDF（オフラインHDF）と同じ点数区分となり、「透析アミロイドーシス」または「透析困難症」が保険適用となった。この改定では、診療報酬もオフラインHDFと同じであり、保険適用が限定的であったため、患者数の増加を得ることはできなかった。

2012年の診療報酬改定では、念願であったオンラインHDFの技術料が「慢性維持透析濾過」として新設されて、オフラインHDFと明確に区別された。これに伴って、「透析アミロイドーシス」または「透析困難症」のみであった「適用の縛り」がなくなり、必要とされるすべての患者にオンラインHDFが施行可能となった。この診療報酬改定により、わが国でのオンラインHDFを行う患者数は年々増加傾向にある[1]。

本項では、オンラインHDFの現況と日本透析医学会統計調査を使用した観察研究から見た有効性について解説する。

2　わが国のHDF療法の現況

わが国におけるHDF患者数は年々急速に増加しており、2016年末の時点で74,799人に達して、HD＋HDF患者の24.2％を占めており、4人に1人の透析患者にHDF療法が選択されている[2]。2016年末のHDF患者の中で、オンラインHDF患者が59,116人（HDF患者の79.0％）と最も多かった。HDF治療方法別の患者数の推移を見ると、2011年まではオフラインHDFが主流であったが、2012年以降はオンラインHDFが逆転し顕著に増加しているのに対して、オフラインHDFの患者数は年々減少している（図1）[2]。また、2015年末か

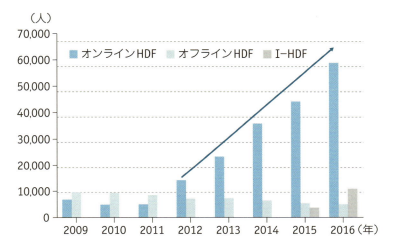

図1　わが国のHDF患者数の推移

統計調査結果は日本透析医学会により提供されたものであるが，結果の利用，解析，結果および解釈は発表者・著者が独自に行っているものであり，同会の考えを反映するものではない。

（文献2より改変）

らI-HDFが調査項目に加わり，2016年末の時点で10,728人（HDF患者の14.3％）と増加傾向にある。

　施設HD，オンラインHDF，オフラインHDFで患者背景を比較した（**表1**）[2]。施設HD患者と比べて，HDF患者では年齢が比較的若く，透析歴も長い傾向にあり，原疾患はHDF患者で糖尿病性腎症の割合が少なかった。1セッション当たりの置換液量は，前希釈オンラインHDFが平均39.9Lで，後希釈オフラインHDFは8.0Lであった。1セッション当たりの置換液量の年次推移を見ると，前希釈オンラインHDF，後希釈オフラインHDFのいずれにおいても，置換液量やその分布に変化はなかった（**図2**）[2]。

　2013年末調査ではHDF治療を行っている理由が調査されており，回答は複数回答とはせず主たる理由1つが選択された（**図3**）[3]。2012

表1 施設HDとオンラインHDFおよびオフラインHDFの比較（2016年末）

		施設HD
患者背景	患者数（人）	209,536
	男性（人）	135,450
	男性（%）	64.6
	年齢（歳）	68.93±12.26
	透析歴（年）	6.94±7.14
	糖尿病性腎症（%）	40.3
透析条件	透析時間（分）	238.81±32.04
	血流量（mL/min）	206.0±35.5
尿素窒素動態	Kt/Vsp（男性）	1.42±0.26
	Kt/Vsp（女性）	1.64±0.31
栄養	Alb濃度（男性）	3.57±0.45
	Alb濃度（女性）	3.50±0.44
	nPCR（男性）（g/kg/day）	0.84±0.17
	nPCR（女性）（g/kg/day）	0.87±0.18
	透析前クレアチニン濃度（男性）	10.81±2.78
	透析前クレアチニン濃度（女性）	8.96±2.34
	%CGR（男性）（%）	98.77±25.56
	%CGR（女性）（%）	97.93±26.36
炎症	CRP濃度（mg/dL）	0.66±1.88
臨床検査値	補正カルシウム濃度（mg/dL）	9.16±0.75
	リン濃度（mg/dL）	5.17±1.44
	intact PTH濃度（pg/mL）	176.5±170.1
	総コレステロール濃度（mg/dL）	155.4±36.1
	ヘモグロビン濃度（g/dL）	10.77±1.31

(表1つづき)

オンラインHDF		オフラインHDF	
前希釈	後希釈	前希釈	後希釈
48,457	2,227	501	3,250
31,658	1,454	319	1,970
65.3	65.3	63.7	60.6
65.44±12.44	64.77±12.65	66.46±12.11	66.66±11.89
9.18±8.41	10.51±9.07	11.24±9.42	12.56±10.07
35.2	32.9	32.9	32.0
245.21±28.96	243.78±29.23	238.43±28.9	247.11±30.37
228.7±40.0	224.9±42.2	215.8±38.4	214.3±36.2
1.45±0.26	1.46±0.28	1.41±0.26	1.46±0.27
1.70±0.32	1.73±0.35	1.62±0.32	1.71±0.33
3.63±0.38	3.61±0.36	3.57±0.46	3.55±0.45
3.58±0.37	3.55±0.38	3.56±0.41	3.49±0.43
0.86±0.16	0.87±0.16	0.86±0.17	0.85±0.17
0.90±0.18	0.90±0.18	0.92±0.22	0.89±0.18
11.41±2.71	11.58±2.83	10.99±2.64	10.88±2.72
9.55±2.16	9.46±2.04	9.18±1.90	9.08±2.10
102.10±23.81	102.44±22.79	97.10±24.91	98.17±24.60
102.60±23.76	102.28±23.69	98.17±25.96	98.60±24.85
0.52±1.41	0.51±1.30	0.69±1.84	0.82±2.23
9.14±0.72	9.21±0.70	9.22±0.77	9.27±0.80
5.35±1.42	5.41±1.39	5.28±1.49	5.17±1.46
181.6±168.0	180.52±181.9	182.5±201.7	170.7±189.0
159.1±35.7	162.3±36.8	154.7±35.7	155.0±36.4
10.95±1.23	10.95±1.21	10.86±1.36	10.77±1.31

(文献2より引用)

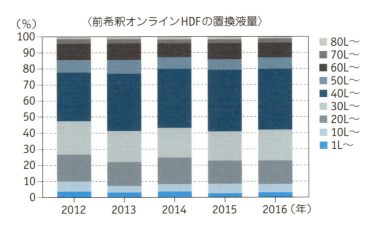

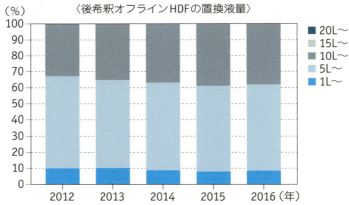

図2 HDFの置換液量の変遷

統計調査結果は日本透析医学会により提供されたものであるが，結果の利用，解析，結果および解釈は発表者・著者が独自に行っているものであり，同会の考えを反映するものではない。

(文献2より改変)

年以前のHDF療法の適応は，通常の透析療法で対応できない透析アミロイド症と透析困難症の2つであったが，2012年の診療報酬改定でこれらの適用の制限が原則的に解除になった。オフラインHDFは2012年以前より長期間行われている治療方法であることから，半数

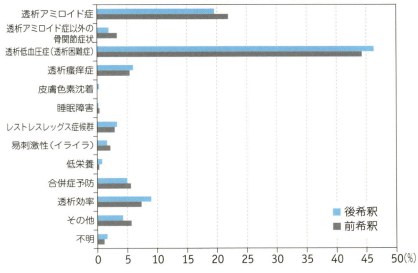
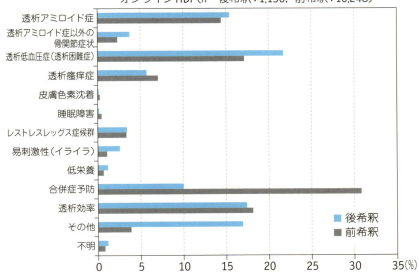

図3 2013年末の慢性透析患者におけるHDFを選択する理由 （文献3より引用）

近くが透析困難症をHDF選択の理由としており，ついで多い選択理由は透析アミロイド症であった．一方，前希釈オンラインHDFの施行理由は，合併症予防が最も多く約30％であった．前希釈オンラインHDFは，将来の合併症予防を目的に行われることが多く，後希釈オンラインHDFは，現在合併している透析アミロイド症や透析困難症のために行われていることがわかった．

3 わが国とヨーロッパとのHDF療法の違い

2013年にJASN[4]に発表されたESHOLスタディでは，RCTによりHDと後希釈オンラインHDFの生命予後を比較して，後希釈オンラインHDFでの生命予後の改善効果が示されている（☞総論2）．このESHOLスタディでは，血液流量が392mL/min，透析時間235.8分で置換液量が21.8Lと高血流量，高置換の治療条件で行われている．2016年末におけるわが国での後希釈オンラインHDFの治療条件は，血液流量が224.9mL/min，透析時間243.8分で置換液量が10.2L，後希釈オフラインHDFの治療条件は，血液流量が214.3mL/min，透析時間247.1分で置換液量が8.0Lとなっている．治療時間は4時間程度と同等であるが，血液流量が低いことから，置換液量は前希釈・後希釈ともにESHOLスタディの半分以下である．後希釈オンラインHDFでの生命予後の改善効果は，1セッション当たり20L以上の高置換により達成できる可能性が示されており，わが国の平均血液流量では，1セッション当たり20L以上の高置換HDFの施行は困難である[2]．

わが国ではヨーロッパと比較して血液流量が低いことから，血液流量が低い患者でも高置換が可能である前希釈オンラインHDFが多く施行されている．2016年末の前希釈オンラインHDFの治療条件は，

血液流量が228.7mL/min、透析時間245.2分で置換液量が39.9Lとなっている。そして、前希釈オンラインHDFは約5万人に施行されており、わが国のHDF療法の大部分を占めている。したがって、高血流量、高置換で後希釈が主流の治療条件であるヨーロッパの大規模研究の成果は、前希釈オンラインHDFが主流である、わが国の治療条件の設定には参考にできない。

　HDと比較して前希釈オンラインHDFで生命予後が改善するのか、もし改善するのであれば、その推奨される1セッション当たりの置換液量はどのくらいか、このリサーチクエスチョンをわが国の透析患者において検証する必要があった。

4　わが国での前希釈オンラインHDFと生命予後に関する研究

　我々は日本透析医学会統計調査のデータベースを使用して、前希釈オンラインHDFの生命予後に対する効果についての研究を行い、Kidney Internationalに報告している[5]。この研究は、HDと比較して前希釈オンラインHDFで生命予後が改善するのか、もし改善するのであれば、その推奨される1セッション当たりの置換液量はどのくらいかを検討することを目的に行った。

　日本透析医学会統計調査2012年末と2013年末の連結データベースを使用して、2012年末に登録されている慢性透析患者で、治療方法がHDと前希釈オンラインHDFを施行している272,316人を対象とした。プロペンシティスコアマッチングによる解析を行うため、プロペンシティスコアの計算に必要な調整因子がそろっている90,208人を対象として、HDとオンラインHDFの生命予後が検討された（図4）[5]。方法は、治療群（HD or 前希釈オンラインHDF）を従属変数、調整

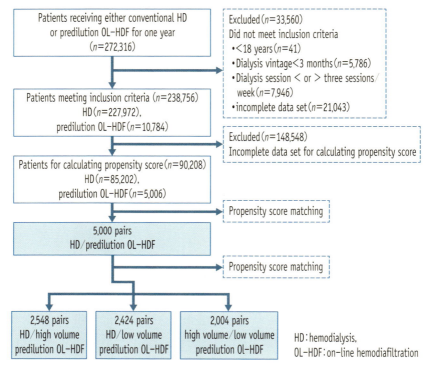

図4 患者選択およびプロペンシティスコアマッチングのフロー　　　（文献5より引用）

項目を独立変数とした多変量ロジスティック回帰を実施しプロペンシティスコアを計算した。調整項目は，年齢，性別，透析歴，原疾患，心筋梗塞・脳出血・脳梗塞の既往，四肢切断の有無，降圧薬使用の有無，body mass index（BMI），Alb，CRP，カルシウム，リン，透析前収縮期血圧，透析前拡張期血圧，ヘモグロビン，Kt/V，透析時間，血流量，透析前尿素窒素，透析前クレアチニン，血清フェリチンの23調整項目を使用した。得られたプロペンシティスコアを用いてHD群と前希釈オンラインHDF群を1：1マッチングして5,000組のペアが

得られた(**表2, 3**)[5]。この5,000組のペアで、全死亡までの期間を従属変数、治療群(HD vs. 前希釈オンラインHDF)を独立変数とするCox回帰分析を実施した。また、プロペンシティスコアマッチング後のデータを用い、HD群と前希釈オンラインHDF群を2分位して、高置換群と低置換群、HD群の3群による生命予後比較を行った。さらにプロペンシティスコアマッチングによるHD群と低置換群、HD群と高置換群、低置換群と高置換群の生命予後比較を行った。また、

表2 プロペンシティスコアマッチング前後の患者背景

		マッチング前			マッチング後		
		HD	前希釈HDF	P	HD	前希釈HDF	P
n(人)		85,202	5,006		5,000	5,000	
性別(男/女)		63.9/36.1	60.4/39.6	<0.001	60.3/39.7	60.4/39.6	0.870
原疾患	慢性糸球体腎炎	32.9	41.5	<0.001	41.2	41.5	0.768
	腎硬化症	9.3	7.7		7.4	7.7	
	糖尿病性腎症	40.1	30.7		31.6	30.7	
	その他	17.7	20.1		19.8	20.1	
糖尿病 無/有		56.4/43.6	66.3/33.7	<0.001	65.1/34.9	66.3/33.7	0.214
心筋梗塞既往 無/有		91.3/8.7	91.0/9.0	0.396	90.6/9.4	90.9/9.1	0.580
脳出血既往 無/有		94.6/5.4	95.3/4.7	0.027	95.3/4.7	95.3/4.7	1.000
脳梗塞既往 無/有		83.4/16.6	87.2/12.8	<0.001	87.2/12.8	87.2/12.8	1.000
四肢切断既往 無/有		97.0/3.0	97.8/2.2	0.001	97.9/2.1	97.8/2.2	0.781
降圧薬使用 無/有		32.1/67.9	32.4/67.6	0.698	32.7/67.3	32.4/67.6	0.765
年齢(歳)		67±12	63±12	<0.001	63±13	63±12	0.826
透析歴(月)		93±83	134±110	<0.001	135±106	134±109	0.537
BMI(kg/m^2)		22.5±3.9	22.8±3.9	<0.001	22.8±4.1	22.8±3.9	0.314

(文献5より改変)

表3 プロペンシティスコアマッチング前後のデータ

	マッチング前			マッチング後		
	HD	前希釈HDF	P	HD	前希釈HDF	P
Alb (g/dL)	3.7±0.4	3.7±0.4	<0.001	3.7±0.4	3.7±0.4	0.296
CRP (mg/dL)	0.55±1.49	0.48±1.28	<0.001	0.47±1.18	0.48±1.28	0.896
カルシウム (mg/dL)	8.9±0.7	8.9±0.7	0.679	8.9±0.7	8.9±0.7	0.921
リン (mg/dL)	5.2±1.4	5.4±1.4	<0.001	5.4±1.5	5.4±1.4	0.953
収縮期血圧 (mmHg)	152±24	151±24	<0.001	151±24	151±24	0.588
拡張期血圧 (mmHg)	78±14	80±15	<0.001	80±15	80±15	0.968
ヘモグロビン (g/dL)	10.7±1.2	10.8±1.2	<0.001	10.8±1.2	10.8±1.2	0.820
Kt/V	1.44±0.31	1.55±0.34	<0.001	1.55±0.33	1.55±0.34	0.896
クレアチニン (mg/dL)	10.3±2.8	10.7±2.7	<0.001	10.7±2.8	10.7±2.7	0.546
尿素窒素 (mg/dL)	62.3±15.2	63.4±14.9	<0.001	63.5±14.9	63.4±14.9	0.722
透析時間 (分)	239±29	251±32	<0.001	250±32	251±32	0.385
血流量 (mL/min)	204±32	229±40	<0.001	229±42	229±42	0.990
フェリチン (ng/mL)	132±174	131±179	0.755	131±185	131±179	0.993

(文献5より改変)

Cubic Spline Analysisを使用して，1セッション当たりの至適な置換液量を，体重当たり，体表面積当たり，BMI当たりで解析した。

　結果は，HD群を参照カテゴリーとした，HD群と前希釈オンラインHDF群の全死亡では，ハザード比(HR)0.834(95% CI 0.705-0.986)と，前希釈オンラインHDFの生存率が有意に高いことが示された(図5)[5]。プロペンシティスコアマッチング後のデータを用い，前希釈オンラインHDF群を人数が均等になるように2分位にすると，置換液量40.0L以上(高置換群　置換液量50.3±10.2L)，置換液量40.0L未満(低置換群　置換液量25.1±9.4)であった。この高置換群

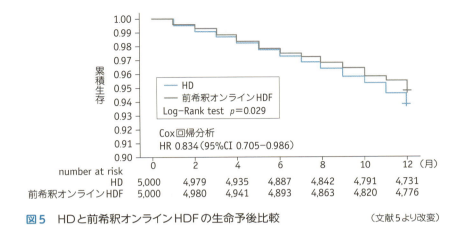

図5 HDと前希釈オンラインHDFの生命予後比較　　　　　（文献5より改変）

と低置換群，HD群でLog-Rank testを使用して生命予後を3群比較すると，高置換群が低置換群とHD群より有意に生命予後を改善することがわかった。ただし，この解析ではマッチング後のデータを2分位したため，3群間のマッチング効果が消失していることから，再度この3群をそれぞれマッチングして生命予後の検討を行った。結果は，HD vs. 低置換のHR 1.103（95％CI 0.881-1.380），低置換 vs. 高置換のHR 0.708（95％CI 0.405-0.940），HD vs. 高置換のHR 0.669（95％CI 0.517-0.865）となり，高置換・前希釈オンラインHDFの1年予後が有意に高いことが示された（**図6**）[5]。

　また，Cubic Spline Analysisを使用した至適な1セッション当たりの置換液量と1年予後の検討では，置換液量50.5LでHR最小0.66，HR1未満（95％CI）39.0〜63.5L，体重当たりの置換液量0.85L/kgでHR最小0.74，HR1未満（95％CI）0.77〜0.97L/kg，体表面積当たりの置換液量33.3L/m^{2}でHR最小0.64，HR1未満（95％CI）27.0〜41.0L/m^2，BMI当たりの置換液量2.4L/BMIでHR最小0.68，HR1

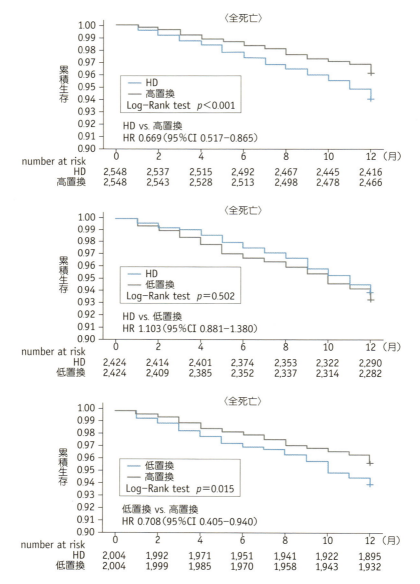

図6　プロペンシティスコアマッチングによるHDと低置換群,高置換群の生命予後比較

(文献5より改変)

未満（95％ CI）1.95～2.85L/BMIとなった（図7）[5]。

わが国のデータベースによるプロペンシティスコアマッチングを用いた1年予後の解析で，前希釈オンラインHDFの予後改善効果が示された。特に1セッション当たり40L以上の高置換群において予後改善効果が高く，置換液量が50.5LでHR最小となり，39.0～63.5Lの置換液量の間において95％CIを含みHR 1未満となることから，この区間が推奨される置換液量となる。ただし，今回の研究は観察研究の結果であることから，今後はRCTによるさらなる検討が必要と考えられる。

また，わが国における前希釈オンラインHDFと後希釈オンラインHDFの生命予後に違いがあるかを検証していく必要があるが，わが国における後希釈オンラインHDFの施行患者数は2,227人と少なく，減少傾向にあることから，プロペンシティスコアマッチングによる解析が難しい状況にある。ヨーロッパに近い条件の後希釈オンラインHDF患者が増加して，その後にマッチングなどの統計方法を使用した検討が必要となる。

5 おわりに

本項ではわが国のオンラインHDFの現況と，前希釈オンラインHDFの生命予後への効果を解説した。オンラインHDFを施行する施設や施行する患者数は年々増加しているが，施設によりオンラインHDFを選択する適用や施行条件は様々で，試行錯誤している施設も多いと考えられる。今後は，オンラインHDFの生命予後改善効果が，どのような要因によるのか検討して，それぞれの年齢や病態に応じた治療条件を設定していく必要がある。

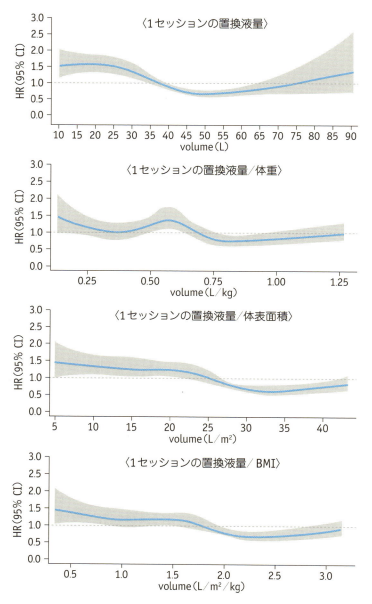

図7 1セッション当たりの置換液量と1年予後　　　（文献5より改変）

文献

1) 川西秀樹：日腎会誌. 2013；55(4)：523-8.
2) 日本透析医学会統計調査委員会：図説 わが国の慢性透析療法の現況 2016年12月31日現在. 日本透析医学会, 2017.
3) 日本透析医学会統計調査委員会：図説 わが国の慢性透析療法の現況 2013年12月31日現在. 日本透析医学会, 2014.
4) Maduell F, et al：J Am Soc Nephrol. 2013；24(3)：487-97.
5) Kikuchi K, et al：Predilution online hemodiafiltration is associated with improved survival compared to hemodialysis. kidnry Int. 2019(in press)

総論 4 オンラインHDFに用いられるヘモダイアフィルタの変遷とその特性

小久保謙一

point

- HDF治療は，透水性が高い膜ができたこと，透析装置において濾過流量の制御が可能になったことで，実施可能な治療となった。
- フィルタの性能としては，まず透水性が重視され，開発当初は分子量5,000ぐらいまでの物質の除去促進をめざしていた。
- その後，β_2-MGの効率的な除去をめざすための技術開発の中で，ヘモダイアフィルタの除去性能も向上した。
- 2010年の診療報酬改定までは，透水性の高いダイアライザが，オンラインHDFに用いられていた。
- 2010年の診療報酬改定以降は，オンラインHDFには，ヘモダイアフィルタとして承認を受けている専用のフィルタが用いられるようになった。
- 現在，Alb損失やα_1-MGの除去率を基準にフィルタの除去性能が評価されている。

1 HDFのはじまり

① 濾過を原理とする治療

　濾過を原理とする治療法は，1960年代，Henderson[1]により提案され，当初diafiltrationという名称が用いられていた。この方法は，実際には現在の血液濾過であった。その後，1974年ごろよりQuellhorstら[2]がこの治療法により患者の治療を試みている。彼らはこの治療法をhemofiltrationと呼び，現在では「hemofiltration（血液濾過）」という名称が定着している。

　Hendersonが使用した膜は，当時新しく作られたポリスチレンスルホン酸ナトリウムとポリビニルベンジルトリメチルアンモニウムクロリドからなる合成高分子膜で，非対称構造を有し，膜厚が25～50μm程度と非常に薄く強度が弱かったため，多孔性のポリエステル上に合成することで強度のある膜とし，膜全体としては150～250μmの平膜であった。そのため拡散透過性は低く，塩化ナトリウムの拡散透過性は当時使用されていたキュプロファン（再生セルロース）膜の約1/7程度であったが，透水性が高く［$15 lbf/in^2$の圧力で，濾過流束 $6.0 \times 10^{-2} mL/min/cm^2$。純水濾過係数に換算すると$46 mL/(h \cdot mmHg \cdot m^2)$］，キュプロファンの30倍以上であった。現在の膜と比較しても十分な透水性を有している濾過に特化した膜であった。彼らは，この膜の溶質除去特性を*in vitro*で調べ，尿素のふるい係数がほぼ1であり，さらに分子量が大きくなるほどふるい係数が小さくなり，イヌリン（分子量5,010）のふるい係数が0となる分画特性を有していることを明らかにし，このような分画特性の膜を使用し，血液濾過を行うことで，腎臓の除去特性に近い血液浄化が可能になることを報告している[1]。

後に，Quellhorstら[2]がhemofiltrationにより患者の治療に用いた1.0m^{2}のポリアクリロニトリル膜（現在使用されているAN69膜と同じ素材）からなるRP-6（ローヌ・プーラン社）の純水濾過係数も30mL/（h・mmHg・m^2）であり，透水性の高い膜であった。

②透析と濾過を同時に利用する治療

拡散を主な除去原理とする血液透析の除去特性（除去の分子量依存性）は，低分子量物質の除去性能は高いが高分子量物質の除去性能に劣り，糸球体濾過と再吸収を主な原理とする生体の腎臓とは異なる。一方，濾過を主な原理とすれば，腎臓の除去特性に近づくが，特に低分子量物質において，十分な除去量を得ることが難しい。そのため，両方の利点を合わせた治療法（たとえば，2つのフィルタを直列につなぐ[3]などの方法）が模索されていた。

ひとつのフィルタを用いて濾過と透析を同時に行う治療法は，1970年代後半に，日米欧の3カ国の研究グループで，それぞれ独立して開発された。高透水性の膜が開発されたことで厳密な濾過流量の制御が可能になったことがその技術背景にある。

国友ら[4]（東レとボストンのグループ）は，高透水性のポリメチルメタクリレート（PMMA）素材の膜（フィルトライザ，膜厚40μm，膜面積1.15もしくは1.36m^2）を用い，*in vitro*で除去性能を確認したのち，臨床においても，50～80mL/minまでの前希釈および後希釈で濾過を行い，後希釈HDFのほうが濾過により尿素とクレアチニンの除去量が増加したというデータを報告している。膜面積1.36m^{2}のほうのPMMAフィルタのUFRは，0.137mL/（min・mmHg）（臨床）および0.228mL/（min・mmHg）（水系）と報告されており，純水濾過係数は，10.1mL/（h・mmHg・m^2）の透水性の膜であった。

わが国では，太田ら[5)6)]により，同じくPMMAの膜からなるダイアライザ（フィルトライザ）を用い，週3回，3時間，1回治療当たりの濾過量を9～10Lとした後希釈HDF治療を行った結果が報告されている。HDFでは，尿素，クレアチニン，尿酸のクリアランスは増加し，維持濃度も許容範囲内にあり，液体クロマトグラフィで測定した中分子量物質の除去もHDのときよりも大きくなった。不均衡症候群がほとんど起こらず，小分子量から中分子量物質までバランスよく除去できる治療法であると報告されている。

ドイツでは，Leberら[7)]が，フィルタにポリアクリロニトリルのRP-6を使用して，治療を行った結果を報告している。RP-6に使用されたAN69膜の透水性は非常に高く，純粋濾過係数は，30mL/(h・mmHg・m^2)程度である[8)]。この治療法を，国友らは，controlled ultrafiltration (UF) with hemodialysis (HD-UFシステム)，太田らは, hemodiafiltration, Leberらは, simultaneous hemofiltration/hemodialysisと称していたが，その後，hemodiafiltrationの呼称が一般的となった。

当時，太田らやLinberらは，透析時間を短くできる治療として，濾過の利用を考え，HDF治療を開発した。いずれの研究グループからも3時間の治療でも短期的には問題ないことが報告されているが，長期的に見たときには，3時間では除去量は十分とは言えず，装置や手技の複雑さを上回るメリットが見いだせない状況であったと思われる。HDF治療が普及するまでには，もうしばらくの時間が必要であった。

2 HDFに用いられたヘモダイアフィルタの変遷（2010年頃まで）

① 2010年頃までのHDF治療

1）除去対象物質の変化とHDF治療の発展

　　Babbら[9]により中分子量仮説が提案されたのは1971年である。1970年代後半に開発されたHDF治療は，除去対象として，分子量300～5,000ぐらいの中分子量物質を意識していたと考えられる。太田ら[6]は，液体クロマトグラフィで，中分子量物質の除去性能を評価しており，Greenら[8]は，膜の性能評価をするときに尿素（分子量60），クレアチニン（分子量149），スクロース（分子量342）ビタミンB_{12}（分子量1,355）イヌリン（分子量5,200）をマーカ物質としていた。

　　しかし，1980年代になっても中分子量尿毒素は同定されず，中分子量の除去をめざす研究は勢いを失い[10]，特に米国では，小分子量物質の尿素をマーカにしたKt/V for ureaを指標に透析処方を行うという方向に向かっていた。この当時の透析膜における基本コンセプトは，蛋白質を漏らさないということであり，分子量1,000以上の物質の除去性能は非常に低かった[10]。一方，わが国では，中分子量物質の除去が少なすぎるか，またはそれよりも分子量の大きい領域に除去すべき尿毒素が存在するのではないかとの考えもあり，さらに大きい物質の除去をめざした研究も行われていた[11]。

　　1985年に下条ら[12]が$β_2$-MG（分子量11,800）が透析アミロイド症のアミロイド前駆蛋白であることを同定し，それ以降，特に日本では，中分子量物質の除去性能を向上させるための技術開発が精力的に進められた。

　　$β_2$-MGの除去をめざした膜の開発により，その後，分子量10,000程度の物質の除去性能，透水性は十分に大きくなるなど，透析膜のそ

のもの性能は非常に向上した[13]。しかし拡散による除去は，拡散係数の差に基づくものになるため，Albとの分子量の差の少ない中・大分子量物質を十分に除去することは難しかった。一方，濾過を利用すると，Albと中・高分子量物質の分離効率を向上できる可能性があった。そこで拡散による除去の限界を打ち破るために濾過を利用した治療法が注目されるようになった。オフラインHDF，オンラインHDFなど従来の補充液を用いて濾過を積極的に利用する方法に加え，push/pull HDF[14]〜[16]のように濾過を強制的に起こす方法，ダイアライザのモジュール設計により内部濾過を増加させる方法[17]〜[20]など，中・大分子量の除去を促進する様々な治療法が盛んに研究されるようになった。

2) オフラインHDFからオンラインHDFへ

HDFでは，補充液の入れ方により前希釈と後希釈がある。当初は補充液として滅菌済みの製剤を補充液として使わなくてはならなかったため，オフラインHDFでは，大量の補充液が必要な前希釈でなく，後希釈HDFが行われていた。一方，この時期，透析膜細孔径の増加にリンクして，透析液の清浄化の必要性が意識されるようになり[21]，実際に，清浄化による様々な臨床効果も報告されるようになった[22][23]。これらの流れが，透析液の清浄化を進める推進力となった。そして，透析液の清浄化とともに，透析液を補充液として用いるオンラインHDF治療が，九州地方を中心に先鋭的な試みとして実施されるようになった[24]。

1994年には，九州HDF検討会が発足した。その後，1995年には日本HDF研究会が発足し，日本においては，このころよりHDF療法が広く認知されるようになった。オンラインHDFでは，直接透析液を患者の血液に流入させることになるため，その実施にあたっては，透析液の清浄化において厳しい基準を定めるなど細心の注意が払われて

いた．

　製剤として作製した補充液を利用して行うオフラインHDFは，保険上HDF/HFとして位置づけられたものの，オンラインHDF/HFは，保険上はHDの一法と解釈されていた．オンラインHDFでは浄化された透析液を"置換液"として用いるが，当時は保険上，"置換液"とは静脈投与製剤である市販のボトルないしバッグ製剤が指定されており，オンラインHDFで用いる透析液の"置換液"は法的根拠がないため，HDF/HFとは位置づけられないためであった．オンラインHDF/HFは，原理的には，HDF/HFであり，解釈のねじれが生じており，当時装置やフィルタは既に厚生省から製造承認されたものがあるにもかかわらず，治療法としての合法性が常に論議されていた[25]．1994年には九州HDF検討会からオンラインHDF水質基準が提示され[26]，その後，日本透析医学会でも水質基準が定められた．その後，2010年の診療報酬改定の際，オンラインHDF治療がHDFとして認められ，さらに，2012年には，適応疾患の制限がなくなり，すべての患者にオンラインHDFを施行することが可能となった．

　市販のボトルないしバッグ製剤を補充液として使うオフラインHDFは，操作や設定が複雑であり，また補充液を使用することによる治療コストが増大する．また多くの補充液をベッドサイドに準備して行う必要があり，実際に治療が行われた場合も，補充液流量，濾過流量が小さくなりがちで，実際には，濾過による除去のメリットを生かせず，治療効果が得られないケースもあったと考えられる．それらのこともあり，オフラインHDFは，多くの人数を治療するスタンダードな治療方法にはならなかった．それを解決する方法としてオンラインHDFが発展していった．

②2010年頃までのヘモダイアフィルタ

2008年ごろよりいくつかのフィルタが，ヘモダイアフィルタとしてPMDA（独立行政法人 医薬品医療機器総合機構）より承認を受けていた．しかしながら，2010年までは，オンラインHDFは，保険上はHDの一法と解釈されていたため，実際には，オンラインHDFには，高透水性の膜（ハイパフォーマンスメンブレン）からなる血液透析用のダイアライザをオンラインHDF用のフィルタとして用いていた．1997年に報告された当時のフィルタおよび標準的な治療条件（表1）は，PS-UW，PAN-DX，PA-HDを使った後希釈のHDFであった[25]．APSは孔径が比較的大きいため，後希釈で大量液置換を行うとAlb損失が大きくなること，PS-UW，PAN-DX，PA-HDにおいても，前希釈では，大分子量除去がマイルドになることなども示されていた．

金[25]は，HDFの治療目的として，Alb損失が2〜4g，4から5時間

表1 1997年に報告されたその当時におけるオンラインHDFの治療条件

膜	材質	希釈モード	濾過流量[mL/mim]	血流量[mL/mim]	総透析液流量[mL/mim]
APS	ポリスルホン	前	250	250	400〜500
		後	50〜70	200〜250	
PS-UW	ポリスルホン	前	200	200	400〜500
		後	65〜70		
PAN-DX	ポリアクリロニトリル	前	250	250	400〜500
		後	80		
PA-HD	ポリアミド	前	300	300	400〜500
		後	90		

（文献25より改変）

の治療で，β_2-MG（分子量11,800）の除去率は80％以上，α_1-MG（分子量33,000）の除去率40％を達成できる膜が必要と述べている。そのためには，後希釈であれば，20～30Lの液置換，前希釈であれば70～100Lの液置換が必要で，そのような大量の液置換を可能にするには，血液を流した時のUFRが50mL/（h・mmHg）以上は必要と考えられた。当時はまだそこまで透水性の高い透析膜は作製できなかった。**表1**のPS-UWの血漿でのUFRは膜面積$1.0m^2$のもので，15.8mL/（h・mmHg）程度であった。

　2000年代になると，透水性および溶質透過性がさらに向上した血液透析用の膜が開発された。2006年から診療報酬上のダイアライザの機能区分が，血液透析におけるβ_2-MGのクリアランスにより，Ⅰ型からⅤ型まで細分化されるようになった。β_2-MGのクリアランスが50～70mL/minのダイアライザがⅣ型，70mL/min以上のダイアライザがⅤ型と分類された。拡散を主とする血液透析においても，β_2-MGの除去性能は向上し（実際には内部濾過による除去性能の向上もあった），またそれらのダイアライザの使用比率も高くなっていた。2010年末の，それらのダイアライザの使用割合は，Ⅳ型が72.8％，Ⅴ型が21.0％と報告されている[27]。

　β_2-MGについては，高いクリアランスを有しているダイアライザがほとんどとなり，β_2-MGについてはどの膜を用いても十分な除去性能が得られるようになったため，HDFフィルタや操作条件を選定する際の参考にするマーカとしてα_1-MGが頻繁に使用されるようになった。このころより，縦軸にα_1-MGの除去率，横軸にAlb漏出をプロットした図に整理して，フィルタの性能が比較検討することが行われるようになった（**図1右**）。

　血液透析において高いクリアランスを有するⅤ型ダイアライザを

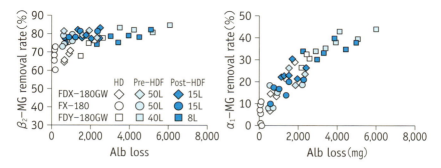

図1 Alb損失とβ₂-MGもしくはα₁-MGの除去率の相関図

(文献28より引用)

HDFに用いるとAlb漏出量が大きくなりすぎることがあり，Ⅳ型で透水性の高いダイアライザをHDFに用いることが多かった。たとえば，当時Ⅳ型のダイアライザに分類されていたポリエステル系ポリマーアロイ膜であるPEPA膜〔FDX-180GW，FDY180GW，それぞれ，UFRが57，59mL／（h・mmHg）〕を見ても，β_2-MGについては，HDFでは，十分な除去性能が得られており，α_1-MGについては，Alb損失との関係を見ながら，操作条件を調整することで，適切な除去性能が得られることが示されている(**図1**)[28]。

3 HDFに用いられたヘモダイアフィルタの変遷（2010年以降）

①2010年以降のHDF治療

2010年からオンラインHDFは，診療報酬上HDFとして位置づけられ，HDFとして施行可能になったが，そのときには診療報酬上の点数も低く，2010年末にHDF治療を受けている患者数は4,829人と少なく[27]，2011年末になってもその患者数は4,890人とほとんど増

加しなかった[29]。2012年の診療報酬の改定により，オンラインHDFは，「長期に及ぶ慢性維持透析患者の合併症に対し，近年有効性が明らかになりつつある新しい治療法（いわゆるオンライン血液透析濾過）」として認められ，通常のHD（4時間以上5時間未満）よりも高い点数が認められた。また，これまでのHDF療法（2010年後のオンラインHDFを含む）では，適応疾患が，透析アミロイドーシスと透析困難症に限られていたが，2012年の改定ではこの適応疾患の枠がなくなり，すべての患者にオンラインHDFが施行できるようになった。そのような背景もあり，HDFを受ける患者数が一気に増加し，2012年度末には14,069人となった[30]。

一方，慢性維持透析濾過（複雑なもの）として認められるためには，オンラインHDF療法は，その他の血液透析と異なり，

- 専用の透析用監視装置を使用
- 血液透析濾過膜（ヘモダイアフィルタ）を使用
- 使用する透析液は超純粋透析液であり，置換液に関してはエンドトキシンで0.001 EU/mL，細菌数で10^{-6} CFU/mLという無菌レベルが必要

とされた。これ以降，オンラインHDFに用いるフィルタは，血液透析に使われるダイアライザと兼用されなくなり，ヘモダイアフィルタとして承認を受けている専用のフィルタが用いられるようになった。

② 2010年以降のヘモダイアフィルタ

HDF治療をするにあたって必須となったHDF専用のヘモダイアフィルタは，2010年時点で，2種類が承認されていた。2008年5月に承認されたポリスルホン膜を用いたABH（旭化成メディカル），2010年2月に承認されたポリエーテルスルホン膜のマキシフラック

ス(MFX-ecoシリーズ，ニプロ)である。2012年3月には，ポリスルホン膜のトレスルホン(TDF，東レ)が承認された。2012年時点では，3種類のヘモダイアフィルタが使用可能であった。さらに，2013年6月にはPEPAヘモダイアフィルタ(GDF，日機装)が承認されている。これらのフィルタをAlb損失量(表2)[31]から比較すると，ABH-FとTDF-HはAlb損失が少なく，MFX-S，ABH-Pがある程度のAlb損失があり，MFX-Uはかなり抜け，GDFが最もAlb損失の多い膜という位置づけとなることがわかる。

　これら初期のヘモダイアフィルタは，実質的には，従来の血液透析用に使われていたものをHDF用に細孔径を調節して，モジュール設計を行って作り替えたものであり，従来の血液透析膜と大きな違いはなかった。その後2014年には，HDF用の非対称のセルローストリアセテート膜ATA(asymmetric triacetate)膜のファインフラックス(FIX-ecoシリーズ，ニプロ)が承認を受けた。これは，セルロー

表2　ヘモダイアフィルタの1治療当たりのAlb損失

ヘモダイアフィルタ	前希釈		後希釈	
	Alb損失 (g/回)	補充液量 (L/回)	Alb損失 (g/回)	補充液量 (L/回)
ABH-21F	0.9	60	1.8	16
ABH-21P-1	2	60	2.1	8
ABH-21P-2	3.1	60	2	8
MFX-25S	2.8	60	3	8
MFX-25U	5.5	60	6	8
TDF-20H	2.3	60	2.5	10
GDF-21	11.5	60	7.9	10

(文献31より作成)

ストリアセテート膜の透水性を向上させるために非対称構造にした膜で，HDFでの使用を想定して開発された膜であったと考えられる。また，2016年にはNVポリマーを親水化剤として使用し，抗血栓性に優れた血液透析用の膜として開発されたポリスルホン膜をHDFに使えるようにしたトレライトHDF（NVF-M, -H, -P, 東レ）も承認を受け，HDF用のヘモダイアフィルタとして使用できるようになった。ATA膜は表面が平滑化された膜，NV膜はNVポリマーにより抗血栓性の向上をめざした膜であり，これらの膜の開発においては，透過性のみならず，生体適合性の向上も意識されていたと考えられる。

櫻井[32]は，50L前希釈オンラインHDF（治療時間4時間）を膜面積$2.1m^2$のヘモダイアフィルタを使用して血液流量250mL/minで施行した際の$α_1$-MG除去率とAlb損失（g/回）からフィルタを，以下の3種類にわけて性能把握をしていることを報告している。

1) ハイスペック仕様：$α_1$-MG除去率35%以上，Alb漏出量3g以上
2) マイルドスペック仕様：$α_1$-MG除去率20〜30%，Alb漏出量3g以下
3) ロウスペック仕様：$α_1$-MG除去率20%以下，Alb漏出量1g以下

2017年当時，市販されていたハイスペック仕様フィルタは，Alb漏出量の多い順にGDF（日機装），MFX-U eco（ニプロ），TDF-PV（東レ），FIX-S eco（ニプロ），ABH-P（旭化成メディカル）で，他の製品はマイルドスペックかロウスペック仕様になると報告している[32]。さらに2018年にはFIX-Ueco（ニプロ），ポリフラックス（バクスター），FX HDF（フレゼニウス）が使用できるようになった。このうちFIX-Uecoは，櫻井の分類でハイスペック仕様に入る。

現在，多くのヘモダイアフィルタが使用できるようになっている（表3）。表中の型番に，大まかな除去性能の差に基づく大小関係を示

表3 現在市販されているヘモダイアフィルタの種類（2018年）

ヘモダイアフィルタ	材質	型番
ABH	ポリスルホン	F，P＜PA
MFX	ポリエーテルスルホン	M＜E＜S＜U
TDF	ポリスルホン	M＜H
		MV＜HV＜PV
GDF	ポリエステル系ポリマーアロイ	M＜型番なし
FIX	セルローストリアセテート	E＜S＜U
NVF	ポリスルホン	M＜H＜P
ポリフラックス	ポリエーテルスルホン，ポリアミド	H
FXHDF	ポリスルホン	型番なし

した。ただ，実際に，フィルタを選択する場合，この情報だけでは，不十分である。

　ヘモダイアフィルタの性能は，同じフィルタを使用しても，前希釈と後希釈で使用すれば，異なった除去性能を示す。さらに，膜面積，補充液量，血流量，総透析液流量などによって除去性能が異なる。このように除去性能にはある程度の幅があるが，その性能をα_1-MGの除去率とAlb損失をプロットすると分かりやすい（図2）[32]。HDF治療におけるのヘモダイアフィルタの選定や操作条件の設定においては，α_1-MGの除去率とAlb損失を基準にしたHDFフィルタの性能マップを基準にフィルタを選択し，操作条件で調整することで，目的とする除去性能を得るという考え方がよいと思われる。

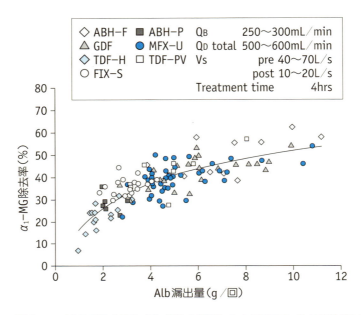

図2 α₁-MG の除去率と Alb 損失を基準にした HDF フィルタの性能マップ
（文献32より改変）

文献

1) Henderson LW, et al：Trans Am Soc Artif Intern Organs. 1967；13：216-26.
2) Quellhorst E, et al：Trans Am Soc Artif Intern Organs. 1977；23：681-2.
3) Asaba H, et al：Proc Clin Dial Transplant Forum. 1976；6：129-35.
4) Kunitomo T, et al：Trans Am Soc Artif Intern Organs. 1977；23：234-43.
5) 太田和夫, 他：腎と透析. 1977；3(6)：681-90.
6) Ota K, et al：Trans Am Soc Artif Intern Organs. 1978；24：454-7.
7) Leber HW, et al：Clin Nephrol. 1978；9(3)：115-21.
8) Green DM, et al：Trans Am Soc Artif Intern Organs. 1976；22：627-36.
9) Babb AL, et al：Trans Am Soc Artif Intern Organs. 1971；17：81-91.
10) 斎藤 明：日透析医学会誌. 2009；42(2)：127-35.
11) 斎藤 明：人工臓器. 1984；13(4)：1303-13.
12) Gejyo F, et al：Biochem Biophys Res Commun. 1985；129(3)：701-6.
13) 小久保謙一, 他：人工臓器. 2017；46(1)：42-9.
14) Usuda M, et al：Trans Am Soc Artif Intern Organs. 1982；28：24-7.

15) Yoshida F, et al：Nihon Jinzo Gakkai Shi. 1986；28(3)：301-12.
16) Shinzato T, et al：Artif Organs. 1989；13(1)：66-70.
17) Dellanna F, et al：Nephrol Dial Transplant. 1996；11 Suppl 2：83-6.
18) 柴田 猛, 他：Semi nephron HDFの有用性. 第1回HDF研究会抄録集1. 1995；18.
19) 細矢範行, 他：人工臓器. 1996；25(1)：107-12.
20) 峰島三千男, 他：人工臓器. 1999；28(1)：127-33.
21) Baurmeister U, et al：ASAIO Trans. 1989；35(3)：519-22.
22) 政金生人：透析液清浄化がもたらしたもの. 透析療法ネクストⅣ. 秋葉 隆, 他, 編. 医学図書出版, 2005, p65-76.
23) Masakane I：Ther Apher Dial. 2006；10(4)：348-54.
24) 峰島三千男, 他：明日の透析療法をどう考えるか. 透析療法ネクストⅡ. 秋葉 隆, 他, 編. 医学図書出版, 2002, p105-14.
25) 金 成泰：人工臓器. 1997；26(5)：905-12.
26) 第1回九州コンセンサスカンファレンス：九州HDF検討会会誌. 1995；1：33.
27) 日本透析医学会：図説 わが国の慢性透析療法の現況 2010年12月31日現在. 日本透析医学会, 2011.
28) Sakurai K：Blood Purif. 2013；35 Suppl 1：64-8.
29) 日本透析医学会：図説 わが国の慢性透析療法の現況 2011年12月31日現在. 日本透析医学会, 2012.
30) 日本透析医学会：図説 わが国の慢性透析療法の現況 2012年12月31日現在. 日本透析医学会, 2013.
31) 土田健司, 他：日透析医学会誌. 2014；47(11)：663-70.
32) 櫻井健治：臨牀透析. 2017；33(5)：533-9.

総論 5

オンラインHDFにおける水質管理の変遷とその基準

佐藤　隆

point

- オンラインHDFの普及とともに日本透析医学会は1995年,透析液水質基準を提唱し,その後3回の改訂を経て「2016年版透析液水質基準」の策定に至った。
- 「2016年版透析液水質基準」は従来の生物学的汚染物質管理基準のみならず,化学的汚染物質ならびに透析用水作製装置の管理基準までを網羅するものとなっている。
- I-HDFを含むオンラインHDFの施行に際しては本水質管理基準を遵守することが必須であり,水質管理基準の理解と達成・維持が重要となる。
- オンラインHDF施行の有無にかかわらず,水質管理基準の遵守によって作製された清浄化透析液の使用により,透析患者の生存率向上に寄与する可能性がある。

1　はじめに

　わが国において,清浄化した透析液を血液透析濾過法HDFの置換液として大量かつ積極的に利用し,中・大分子量物質の除去効率向上をめざすpush & pull(P/P) HDF,オンラインHDFの概念が提唱

された。この概念が普及しはじめたのは，1990年初めのことと記憶する。当初より本治療法では，清浄化透析液の使用が必須であることは周知の事実であったが，当時，透析液の水質管理基準などは存在しなかった。1994年に設立した九州HDF検討会と同じタイミングで開催されたコンセンサスカンファランスにおいて，ようやくP/P HDF，オンラインHDF施行時に遵守すべきわが国初の透析液水質管理基準が提唱され[1]，それは現在でもわが国の水質基準の基礎となっている。その後，日本透析医学会（Japanese Society for Dialysis Therapy：JSDT）では1995年，通常血液透析施行時の水質基準[2]が提示された。さらに1998年，ガンブロ社オンラインHDF装置（AK100-Ultra）認可に伴い，逆濾過促進型人工腎に対する水質管理基準[3]が提示されている。その後も「透析液水質基準と血液浄化器性能評価基準2008」[4]，「2016年版透析液水質基準」[5]の策定に至るまで，わが国の透析液水質管理基準は逐次，変遷を遂げており，その動向・内容について認識することは，今後の透析液清浄化のみならず新たな血液浄化法の進化や国内外へのさらなる波及促進のために必要なことである。本項では，特にオンラインHDFを中心に水質管理基準の変遷とその基準について概説する。

2 わが国における水質管理基準の変遷

わが国における透析液水質管理の概念は，1994年，「九州HDF検討会」におけるオンラインHDF施行時の水質管理基準の提案に始まった。本基準はわが国初の水質基準であるとともに，水質管理基準におけるすべての基礎となっている。その後，1995年にJSDTは最初の透析液清浄度基準を提示した。そこからさらに，高性能膜透析器使

用時における逆濾過現象の認識や，オンラインHDF療法の普及とともに，1998年，2005年と相次いで透析液清浄度基準が改定されてきた。しかしながら，これらの基準はエンドトキシン（ET）濃度を中心としたものであり，細菌に関しての明確な基準は規定されていなかった。これに対し，諸外国では細菌検出に重点をおいた水質管理基準が提示されており，国際標準化機構（International Organization for Standardization：ISO）により透析液水質管理基準が作成されるに至った。

　このような世界的背景を考慮し2008年および2011年にJSDTは，このISO基準を基本としたバリデーションの概念を取り入れた，新たな透析液水質基準ならびにETRFの管理基準を策定した。一方，これらの動きと並行するようにオンラインHDF専用装置が認可され，さらに治療法としてオンラインHDFが保険収載されるに至って，I-HDFを含むオンラインHDFの施行施設数や患者数は，急速な増加を遂げている。さらに2008年JSDTが水質管理基準を提示して以来，保険点数として透析液水質確保加算が導入されたこともあり，わが国の透析液清浄化に対する取り組みは格段の進歩を遂げた。そして，JSDT2016年度末統計調査では回答施設の97％が標準透析液基準を，71.4％が超純粋透析液基準を達成している[6]。

　このようにJSDTによる水質管理基準の提案は，わが国の透析液水質向上ならびにオンラインHDFの安全な普及の大きな原動力となっている。しかし，これまでのJSDT基準ではETならびに細菌（生菌）を主体とした，いわゆる生物学的汚染物質についての言及にとどまっており，化学的汚染物質については言及されていなかった。このような背景を考慮しJSDTは2016年，化学的汚染基準ならびに透析用水作製装置に関する管理基準を追記した新たな水質管理基準の改定を

行った。本水質管理基準の導入によって，わが国の基準は世界的にも認知されうるものとなり，さらなる透析液清浄化の取り組みに貢献することが期待されている（**表1**）。

表1 わが国における透析液清浄化基準の変遷

【大量液置換型血液濾過透析】
1994年　九州HDF検討会
・透析液：ET濃度 0.050EU/mL未満（目標値 0.010EU/mL未満） ・置換液：ET濃度測定感度未満
1998年　日本透析医学会
・透析用水：ET濃度 0.250EU/mL未満 ・透析液：ET濃度 0.100EU/mL未満（目標値 0.010EU/mL未満） ・置換液：ET濃度測定感度未満
2005年　日本透析医学会
・透析用水：ET濃度 0.050EU/mL未満 ・透析液：ET濃度測定感度未満 ・置換液：ET濃度測定感度未満
2008年　日本透析医学会
・透析用水：ET濃度 0.050EU/mL未満，細菌数 100CFU/mL未満 ・超純粋透析液：ET濃度 0.001EU/mL未満（測定感度未満），細菌数 0.1CFU/mL未満 ・オンライン補充液：ET濃度 0.001EU/mL未満（測定感度未満），細菌数 10^{-6}CFU/mL未満　無菌かつ無発熱物質（無ET）
2016年　日本透析医学会
・透析用水：ET濃度 0.050EU/mL未満，細菌数 100CFU/mL未満 ・超純粋透析液：ET濃度 0.001EU/mL未満（測定感度未満），細菌数 0.1CFU/mL未満 ・オンライン補充液：無菌かつ無発熱物質（無ET）

3　2016年版透析液水質基準[5]

　JSDTは2016年，わが国で最も新しい透析液水質基準となる「2016年版透析液水質基準」を策定した。本基準は従来のET・細菌を中心とした生物学的汚染基準に化学的汚染基準が追加されており，両汚染基準を満足することが前提となる。中でもオンラインHDF施行に際して遵守されるべき水質基準は，オンライン補充液作製に使用される超純粋透析液の基準であり，「2016年版透析液水質基準」においては生物学的汚染基準の項目に詳述されている(表2)[5]。本項ではオンラインHDFの水質管理に限定して表記するため，実際の水質管理基準と記載が異なることをご容赦願いたい。

① 超純粋透析液(ultra-pure dialysis fluid)

1) 適　応
　超純粋透析液基準が適応とされる条件としては，以下の通りである。
　①オンライン補充液を作製する透析液
　②全自動透析装置など逆濾過透析液を積極的に用いる透析装置
　③P/P HDF透析装置
　④内部濾過促進型透析
　JSDTは，基本的にすべての血液透析療法において本基準を満たす透析液が使用されることを推奨している。

2) 基　準
　JSDT基準では生菌数0.1 CFU/mL未満，ET 0.001 EU/mL未満(測定感度未満)としており，これらはISO基準と同等の値となっている。

3) 採取部位と採取日
　透析液サンプルの採取部位は透析器入口とし，採取日については消

表2 オンラインHDF施行時に遵守すべき「2016年版透析液水質基準」

1. 生物学的汚染基準の到達点

- 透析用水:生菌数 100CFU/mL未満,ET 0.050EU/mL未満
- 超純粋透析液(ultra-pure dialysis fluid):生菌数 0.1CFU/mL未満,ET 0.001EU/mL未満(測定感度未満)
- 透析液由来オンライン調整透析液(オンライン補充液,online prepared substitution fluid):無菌かつ無発熱物質(無ET)

2. 測定方法

- ET:リムルス試験法または同等の感度を有すると証明されたものは使用可能。
- 生菌検出:R2A(Reasoner's Agar No.2),TEGA(Tryptone Glucose Extract Agar),寒天平板培地を基本とするが,同等の感度を有すると証明されたものについては培養法に限らず使用可能。
- 培養条件:R2A,TEGAでは17〜23℃,7日間

3. 採取部位

- 透析用水:透析用水作製装置の出口後
- 透析液:透析器入口
- オンライン補充液:補充液抽出部位

4. 採取日

- 消毒の影響による水質の過大評価を避けるため,薬液消毒・熱水消毒などの工程から最大間隔をあけ,最も汚染リスクの高いと思われるタイミングに行う。

5. 測定頻度(ET,生菌)

- 透析用水:基準値を遵守している場合,3カ月ごと(基準値を満たしていない場合,1カ月ごと)
- 超純粋透析液:透析装置製造業者によってバリデーションされた機器を使用する場合には,その使用基準に従う。さらにオンライン補充液を作製する透析液ではET,生菌はシステムが安定するまでは2週間ごと,透析機器安全管理委員会によってシステムが安定したと判断された後は,毎月少なくとも末端透析装置1基以上が試験され各装置が少なくとも年1回試験されるように装置を順番に測定する。
- オンライン補充液:透析装置製造業者によってバリデーションされた機器を使用し,その管理基準に従わなければならない。さらにオンライン補充液を作製する透析液は超純粋透析液基準に従う。
- ET:オンライン補充液はシステムが安定するまでは2週間ごと,透析機器安全管理委員会によってシステムが安定したと判断された後は,毎月少なくとも末端透析装置1基以上が試験され各装置が少なくとも年1回試験されるように装置を順番に測定する。
- 生菌:10^{-6}測定は不可能である。

(表2つづき)

6. 各透析液基準の適応される透析条件
• 超純粋透析液：オンライン補充液を作製する透析液 　逆濾過透析液を積極的に用いる透析装置（全自動透析装置など） 　P/P HDF透析装置 　内部濾過促進型透析 • 基本的にすべての血液透析療法に推奨される。
7. エンドトキシン捕捉フィルタ（endotoxin retentive filter：ETRF）管理基準
• ETRFは2011年版日本透析医学会「エンドトキシン捕捉フィルタ（ETRF）管理基準」に従う。
8. 安全対策
• 透析液ならびに透析装置の管理は，適切な管理マニュアルに基づいて行われなければならない。そのため医療機器管理責任者は自己施設の透析装置のバリデーションを行う必要がある。その上で以下の整備を行う。 　1）透析教育修練カリキュラムの整備 　2）透析液管理マニュアルの完備 　3）管理記録，測定記録を作成。診療録に準じて保管する。関係文書は作成の日から3年間または有効期間に加え1年間は保存されなければならない。 　4）透析装置および透析液水質管理のために医療機器安全管理責任者の下に透析機器安全管理委員会を設置し以下を行う。 　　a. 透析装置の管理計画を立て，適切な保守管理を実施し報告書を管理保管する。 　　b. 職員への適正使用のための研修会を開催する。 　　c. 関連医療情報の一元管理と使用者への周知徹底し，またアクシデント情報を管理者へ報告する。 　5）オンライン補充液は透析液製造者によってバリデートされた装置においてのみ使用可能である。さらに上記委員会による安全性の保証の下で使用される必要がある。

（文献5より引用）

毒による影響，すなわち水質の過大評価を避けるために，施設のシステムにおける薬液・熱湯消毒などの工程から最大間隔をあけた，最も汚染リスクが高いと思われるタイミングで行うこととされている。

4）測定頻度

　超純粋透析液では，透析装置製造業者によりバリデーションされた

機器を使用する場合は，その使用基準に従うこととする。オンライン補充液作製に使用される透析液では，ETおよび生菌はシステムが安定するまで2週間ごとに測定評価される必要がある。さらに，透析器安全管理委員会によってシステムの安定性が確認された場合には，毎月少なくとも末端の透析装置1基以上が試験される必要がある。また，各装置が少なくとも年1回試験されるように装置の順番を設定・測定する。

② 透析液由来オンライン調整透析液（オンライン補充液；online prepared substitution fluid）

1）適　応

透析液を補充液として使用するオンラインHDFおよびオンラインHFに対して適応となる。

2）基　準

無菌かつ無発熱物質（無ET）と定義されるが，無菌10^{-6}を証明することは困難であり，製造者によって無菌かつ無ETへの適合性が検証された，すなわちバリデートされた装置ならびにプロセスで作製することが要求される。

3）採取部位と採取日

採取部位は補充液の抽出部位とされ，採取日は上記「超純粋透析液」に準じ，最も汚染リスクが高いと思われるタイミングで行う。

4）測定頻度

透析装置製造業者よってバリデーションされた機器を使用し，その使用基準を遵守すること，かつオンライン補充液を作製するための透析液は超純粋透析液管理基準に従うことが必須である。

4 オンラインHDFとETRF管理基準

オンラインHDFを施行するためには超純粋透析液を恒常的に作製し，オンライン補充液を得ることが前提であり，そのためには，ETRFの装着が必須となる。すなわちETRFは透析液清浄化の最終安全弁と位置づけられ，安全かつ安定した清浄化透析液の作製にはETRF管理についての標準化が必要となる。さらにわが国では多人数用透析液供給装置（central dialysis fluid delivery system：CDDS）が主体であり，本システムが欧米では稀なことから，諸外国の管理基準は参考とならない。すなわちわが国独自の基準の必要性が議論され，2011年，JSDTはETRF管理基準を策定するに至った[6]。

このようにオンラインHDF施行に際しては種々の管理基準に準じたETRFの捕捉性能，管理基準の遵守によって担保され作製された清浄化透析液が「2016版水質管理基準」を満たすことが前提となる。

① ETRFの定義と性能

ETRFとは透析液清浄化を目的として使用されるフィルタであり，ETおよび細菌を除去するためのフィルタと定義される。ETRFに求められる性能は最終フィルタ通過後，超純粋透析液水質基準を確保することであり，そのためにはJSDT管理基準である標準透析液水質基準（細菌100CFU/mL未満，ET 0.050EU/mL未満）を達成していることが前提となる。これに安全率を考慮して，常用対数減少率（logarithmic reduction value：LRV）でET2以上，細菌4以上の性能を維持すべきとされている。

② ETRF性能評価法

限外濾過モジュールに対する細菌・ET阻止性能試験方法はJIS (Japanese Industrial Standards) 規格として発行されており，これらに準じて日本医療器材工業会自主基準が作成・公開されている。その詳細についてはJSDT「ETRF管理基準」を参照されたい。

③ ETRF取り扱い基準

わが国で市販されているETRFは製品によって性能，使用方法，使用期間などが異なっているため，その使用説明書を遵守する必要がある。また現在のETRFのLRVはETで3以上，細菌で7以上とされ，ETRF入口側透析液の水質が標準透析液水質基準を担保していれば，ETRF透過後は超純粋透析液基準を達成可能となる。さらに洗浄・消毒方法，使用期間についても製造業者の推奨する方法を遵守することが原則であるが，製造業者推奨以外の方法を選択する場合には自施設で耐久性試験を実施し，その安全性を担保するとともに透析機器安全管理委員会が安全性に関する責任を持つこととなる。またETRF使用に際しては消毒・洗浄の実施記録，その詳細についての記録が必要であり，関係文書は作成日から3年間またはETRFの有効期間に加えて1年間は保存が必要である。またその結果は，透析液安全管理責任者が保管・管理し透析機器安全管理委員会へ報告することが必要である。

5　日本透析医学会統計からみたわが国の水質管理

2008年，JSDTより透析液水質基準の発刊についで，2011年版ETRF管理基準が策定されたが，それと呼応するようにオンラインHDF装置が多用途透析装置として認可され，慢性血液透析濾過（複

雑なもの)としての診療報酬(技術料)の設定,さらには透析液水質管理加算が設定された。これらは,わが国における透析液清浄化に大きく貢献する結果となった。この結果はJSDT統計調査からも明らかであり,2016年度末報告で回答が得られた4,008施設中2,863施設(71.4%)で,超純粋透析液基準が達成されていた(**図1,表3**)[7]。さらにJSDT統計調査委員会の報告では透析液清浄化による透析患者死亡率の低下についても示唆されており,透析液清浄化が患者の生命予後改善に貢献した可能性も否定できない。オンラインHDFの登場が,わが国における透析液清浄化促進の起爆剤となったことは事実であり,一連の透析液水質基準改定における生物学汚染の基準値は,2008年をもってほぼその目的を達成したものと考えられる。よってその後の

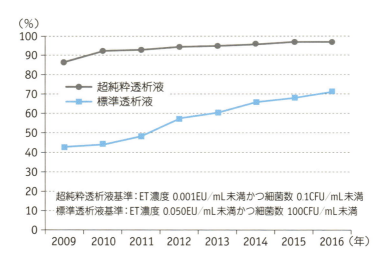

図1 超純粋透析液および標準透析液達成率の推移

わが国における2016年版透析液管理基準達成度(%)の年次推移を示す。2016年度末では回答施設の97%が標準透析液管理基準を,71.4%が超純粋透析液の管理基準を達成していた。

(文献7より引用)

表3 超純粋透析液および標準透析液達成率の推移

年 %	2009	2010	2011	2012	2013	2014	2015	2016
超純粋透析液基準達成率	43.1	44.4	48.7	57.5	60.8	66.4	68.3	71.4
標準透析液基準達成率	85.9	91.8	92.8	94.2	94.8	95.8	96.8	97.0

超純粋透析液基準:ET濃度 0.001EU/mL未満かつ細菌数 0.1CFU/mL未満
標準透析液基準:ET濃度 0.050EU/mL未満かつ細菌数 100CFU/mL未満

(文献7より引用)

2016年度版では生物学的汚染度基準値の変更は行われていない。しかしながら,新たに策定された化学的汚染基準ならびに透析用水作製装置に関する管理基準が加わったことにより,透析用水から末端透析液まで,一連の透析液清浄化が達成されることが望まれている。

6 水質管理基準遵守のために

オンラインHDF施行に際しては,透析液由来オンライン調整透析液(オンライン補充液)を恒常的に得ることが必須であり,そのためには2016年版透析液水質管理基準に定める超純水透析液基準を満たすことが必要である。さらに2011年版ETRF管理基準に準じたフィルタ管理により,オンライン補充液の水質を担保することが必須である。オンラインHDFの登場により,わが国の透析液清浄化が格段と進歩を遂げたことは,JSDTの統計調査結果でも明らかであるが,一方,現在もオンラインHDFのモダリティは,専用装置の改良とともにさらなる進歩を続けており,標準的治療として認識される傾向にある。

このような流れがある一方,わが国ではCDDSを用いてオンライ

ンHDFを施行しており，すべての機器が同一の製造者によって保障されている訳ではない。よって最終透析液製造者である各施設の透析機器安全管理委員会が果たすべき役割は大きいと言える。この委員会が透析液製造責任者として一元的に管理を行うことが重要であり，安全性に関するリスクへの警戒を失うことなく安全性に対する意識をさらに徹底することが重要である。

7　おわりに

　本項では，オンラインHDF施行を前提にわが国における透析液水質管理基準の変遷，ならびにJSDTによる2016年版透析液水質管理基準およびETRF管理基準について概説した。現時点ではこれらの管理基準を熟知し遵守することによって，オンラインHDF施行時の透析液水質が担保されることとなる。各透析医療機関ならびに透析機器安全管理委員会はこれらの基準の達成と維持に留意し，安全な透析液の使用を心がける必要がある。

文 献

1) Sato T, et al：Nephrology. 1997；3：549-55.
2) 山上征二：日透析医学会誌. 1995；28(11)：1487-93.
3) 森井浩世, 他：日透析医学会誌. 1998；31(7)：1107-9.
4) 秋葉 隆, 他：日透析医学会誌. 2008；41(3)：159-67.
5) 峰島三千男, 他：日透析医学会誌. 2016；49(11)：697-725.
6) 川西秀樹, 他：日透析医学会誌. 2011；44(9)：977-90.
7) 日本透析医学会統計調査委員会：図説 わが国の慢性透析療法の現況 2016年12月31日現在. 日本透析医学会, 2017.

総論 6 オンラインHDFの生体適合性

友 雅司

> **point**
> ■ オンラインHDFの効果として微細炎症の改善が報告されている。
> ■ 微細炎症の改善効果の理由としては，①高生体適合性膜の使用，②超純粋透析液の使用，③オンラインHDFによる，より広領域にわたる尿毒症性物質の除去，④尿毒症性物質除去に伴うサイトカイン産生細胞の減少，⑤サイトカイン産生低下，が推測されている。

1 はじめに

　オンラインHDFは，透析液を膜濾過技術により清浄化することで置換液として用いる治療法である。透析液を置換液として使用できることにより大量液置換が可能になった。従来，オンラインHDF療法は大量置換液を用いた濾過による中分子量尿毒症性溶質および蛋白結合型尿毒症性溶質の効率的除去を求めての治療であった。

　しかし，わが国においてはβ_2-MGの除去性能により透析膜の機能分類がなされており，透析膜の中分子量溶質の除去性能は飛躍的に向上している。HDモードにおいて1回の治療当たりのAlbの漏出が3gを超えるようなダイアライザも存在する。溶質除去において，わが国ではオンラインHDFのHDに対する絶対的な優位性は小さいとも考

えられる。

　2012年よりオンラインHDF療法の保険収載が認められた。その後，オンラインHDF療法の患者数は劇的に増加し，2016年12月31日現在では59,116人にまで増加している[1]。

　除去性能以外の効果として，近年，オンラインHDFによる微細炎症の抑制（生体適合性の改善）も報告されている。

　本項では，オンラインHDFの微細炎症の抑制（生体適合性の改善）について概説する。

2　オンラインHDFの微細炎症改善の報告

　オンラインHDFによる微細炎症改善についての報告は少なくない。

　オンラインHDFとHDとの30カ月における前向き観察研究であるRISCAVID研究において，オンラインHDF群はオフラインHDF群，HD群と比較して炎症性サイトカインであるインターロイキン（IL）-6を有意に低下させたと報告されている[2]。

　Carracedoらの研究によれば，31人を対象にクロスオーバー研究を行い，オンラインHDF群はハイフラックスダイアライザHD群と比較して炎症サイトカインを高度に発生する単球細胞（$CD14^+CD16^+$細胞）の発現比率を有意に低下させることを確認している。加えて，これらの単球刺激において，IL-6, tumor necrosis factor（TNF）-α産生量もオンラインHDF群で有意に低いことを報告している[3]。

　Ramirezらは，オンラインHDFではハイフラックスHDと比較してEMP（endothelial microparticle），EPC（endothelial progenitor cell）などの増加が有意に少なく，オンラインHDF療法で血管内皮細胞傷害を軽減する可能性を報告している[4]。

また，Vilarらは，858人の患者の18年間にわたる経過を検討した。18年間のうち50％以上でHDF治療を行った群（HDF群），50％以上でHD治療を行った群（HD群）の2群にわけて解析し，HDF群がHD群と比較して46％，死亡に対するリスクを軽減すると報告している。本研究の中でもHDF群のCRP（C-reactive protein）値が7.0mg/L（HD群 10.0mg/L）と低かったことも記載されている[5]。

　オンラインHDFの生命予後について検討されたCONTRASTスタディからHDF群（201例）とローフラックスHD群（204例）の36カ月のコホート研究においても，残腎機能が消失したHDF群とローフラックスHD群との比較では，CRP，IL-6の増加率はHDF群で有意に少なかったと報告されている[6]。

　また，Canaudらは2005年から2011年の間，90％以上の期間でオンラインHDFを施行した2,634症例を対象としての解析を行い，最終的に1週間の置換液量54.6L未満と64.8L以上の2群にわけ，204例ずつのプロペンシティスコアマッチングを行って生命予後などについて解析を行っている。結果は1週間当たりの置換液量が多ければ多いほど生命予後は改善し，置換液量が多ければ多いほどCRPの値が低下すると報告されている[7]。

　このようにオンラインHDFで微細炎症の軽減および炎症性サイトカインに関する前駆細胞の状態が改善するとの報告がみられる。

3 オンラインHDFにおける微細炎症改善の要因

　オンラインHDFにおいて，微細炎症改善の要因としては以下のようなものが挙げられる。

① 透析液清浄化

周知のようにオンラインHDF療法は膜分離技術により清浄化された透析液を置換液として用いる治療であり，置換液のみならず透析液も清浄化されたものを使用する。このことにより血球系（好中球，単球など）の刺激が少なくなり，微細炎症が抑制されると考えられる。特にわが国の透析液清浄化基準は世界で最も厳しい[8)9)]。

② 中分子量尿毒症性溶質および蛋白結合型尿毒症性溶質の積極的な除去

オンラインHDFでは比較的分子量の大きな中分子量尿毒症性溶質，蛋白結合型尿毒症性溶質の除去を積極的に行えるのだが，これらの尿毒症性溶質の多くは白血球に対しての刺激作用を持つことが報告されている。尿毒症性溶質の除去により白血球刺激が減少し微細炎症の軽減も推測される[10)]。

③ フィルタ膜表面と血球接触軽減による刺激軽減効果

オンラインHDF療法，特に前希釈法によるHDFではフィルタの前から置換液が注入されることにより，フィルタ内での血液希釈が起こり，血球との接触刺激が後希釈よりも減少する可能性も報告されている[11)]。

希釈モードにより，フィルタ内での希釈，濃縮が異なることは生体適合性に大きく影響すると考えられる（図1，2）。

④ ミニモジュールを用いての検討結果

ミニモジュールを作成し自己血液を用いて行った，我々の循環実験の結果を紹介する。ポリスルホン（PS）膜，ATA膜のミニモジュールを作成し，循環実験を行い，その後好中球を採取し，好中球よりのフ

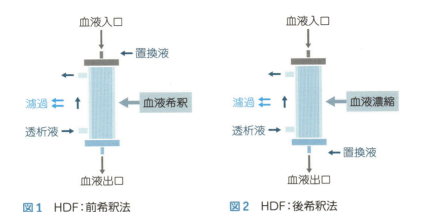

図1　HDF：前希釈法　　図2　HDF：後希釈法

リーラジカルを計測した。

　我々のこのミニモジュールを用いての循環実験による生体適合性についての検討からもHDFモードごとに好中球からのフリーラジカル産生には差が認められる。また，膜種によっても差が認められている。当然，これらの好中球刺激のみでなく，その他の要因（前述した尿毒症性溶質，透析液清浄化）も関与していると考えられるが，modalityの影響も少なくないと思われる。

4　生体適合性改善の意義と生体適合性のマーカー

　生体適合性改善，すなわち微細炎症改善により，患者の合併症予防，栄養改善，生命予後改善につながると考えられる。

　生体適合性のマーカーとしてはCRP，IL-6などが用いられてきた。CRPは最も一般的であるが，一般的であるがゆえに多くの症例で測定されており，その汎用性は高い。現在では，ICAM-1（intercellular adhesion molecule-1），PTX3（Pentraxin 3），血小板由来マイク

ロパーティクル（platelet derived micro particle：PDMP）なども
マーカーとして用いられている。

① ICAM-1

ICAM-1は，免疫系の細胞間相互作用を司る接着分子で，LFA-1
（lymphocyte function-associated antigen-1）と共同してリンパ
球の抗原提示細胞への結合や，活性化リンパ球の血管内皮細胞への結
合に関与する。血管内皮細胞，線維芽細胞などの様々な細胞に認めら
れ，各種炎症性サイトカイン（IL-1，TNF-αあるいはIFN-γ）によ
りその発現が増強される[12]。

② PTX3

PTX3は体内の炎症により産生される炎症性蛋白のひとつである。
PTX3はリポ多糖体（LPS）やIL-1，TNF-αなどの炎症シグナルに
反応して血管内皮細胞や血管平滑筋細胞などから産生される。IL-6
の刺激により肝臓で産生されるCRPと比べ，より鋭敏に血管局所の
炎症を反映する[13]。

③ PDMP

PDMPは，血小板の活性化顆粒内容物の一部が血小板膜に包まれた
ままの膜小胞体である。PDMPは血小板活性化に伴い産生されるだけ
でなく，それ自体プロコアグラント活性を有し，動脈硬化の様々なプ
ロセスにおける炎症機転にも関わる重要な機能粒子である[14]。

5 おわりに

　オンラインHDFの生体適合性，微細炎症改善効果について概説した。オンラインHDFは中分子量溶質除去を目的に考案・実用化された治療法であるが，溶質除去のみならず微細炎症改善効果が期待できる。溶質除去のみならず，生体適合性の面より治療モード，フィルタの膜素材を選択することも重要と思われる。

文献

1) 日本透析医学会統計調査委員会：わが国の慢性透析療法の現況　2016年12月31日現在．日本透析医学会，2017.
[http://docs.jsdt.or.jp/overview/pdf2017/2016all.pdf]
2) Panichi V, et al：Nephrol Dial Transplant. 2008；23(7)：2337-43.
3) Carracedo J, et al：J Am Soc Nephrol. 2006；17(8)：2315-21.
4) Ramirez R, et al：Kidney Int. 2007；72(1)：108-13.
5) Vilar E, et al：Clin J Am Soc Nephrol. 2009；4(12)：1944-53.
6) den Hoedt CH, et al：Kidney Int. 2014；86(2)：423-32.
7) Canaud B, et al：Kidney Int. 2015；88(5)：1108-16.
8) Kawanishi H, et al：Ther Apher Dial. 2009；13(2)：161-6.
9) Mineshima M, et al： Renal Replacement Therapy. 2018；4：15.
[https://doi.org/10.1186/s41100-018-0155-x]
10) Vanholder R, et al：Pediatr Nephrol. 2008；23(8)：1211-21.
11) Sakurai K, et al：J Artif Organs. 2013；16(3)：316-21.
12) 辻崎正幸, 他：日臨免疫会誌. 1993；16(6)：499-503.
13) 奥谷大介：日臨免疫会誌. 2006；29(3)：107-13.
14) Siljander PR：Thromb Res. 2011；127 Suppl 2：S30-3.

総論 7

オンラインHDFの
新たな展開と期待

松田兼一，菅原久徳，森口武史

point

- 後希釈オンラインHDFは小分子量物質の除去性能を低下させることなく中分子量物質の除去性能を上げられるが，血流量による制限を受ける。
- 前希釈オンラインHDFは小分子量物質の除去性能は低下するものの中分子量物質の除去性能を上げることができ，血流量による制限を受けない。
- 前希釈オンラインHDFは置換液流量／濾過流量と透析液流量を調整することで，中分子量物質の除去性能と小分子量物質の除去性能を独立して設定することが可能で，医工学的には究極のモダリティである。
- わが国における血流量は欧米諸国に比較して低いが，これが治療成績の良さと関係している可能性がある。
- 個別化したプログラムI-HDFが可能となれば，I-HDFをさらに活用できると期待される。
- 在宅透析用のコンパクトなオンラインHDF装置が開発され，さらにはオンラインHDFの遠隔操作が可能となれば，安全な在宅透析が実現される。

1　はじめに

オンラインHDFは今や世界に普及しつつある次世代の慢性透析療法におけるモダリティである。欧米諸国では後希釈法によるオンラインHDF（後希釈オンラインHDF）が主流であるのに対し，わが国ではもっぱら前希釈法によるオンラインHDF（前希釈オンラインHDF）が施行されている[1]。その理由としては，わが国で使用されているオンラインHDF用のヘモダイアフィルタの蛋白透過性が高い点と，慢性透析療法施行中の血流量が欧米諸国に比して低いため，濾過流量を欧米諸国ほど多く確保できない点にあるとされている[1]。

本項では医工学的視点から見たオンラインHDFの有用性，中でも前希釈オンラインHDFの有用性と，オンラインHDFに期待される今後の展開について述べる。

2　希釈法の違いによるオンラインHDFの溶質除去特性の違い

まず，後希釈オンラインHDFと前稀釈オンラインHDFとの溶質除去特性の違いについて具体例を挙げて解説する。

①溶質除去特性

後希釈オンラインHDFにおいて透析液の一部を置換液として用いた場合，UN，Creに代表される小分子量物質の除去性能を低下させることなく，β_2-MGやα_1-MGに代表される中分子量物質の除去性能を上げることができると言われている[2]。しかしながら，後希釈オンラインHDFでは設定可能な濾過流量の上限は血流量に制限されるため，血流量を十分に確保できない場合には中分子量物質の除去性能

表1 希釈法の違いによるオンラインHDFの溶質除去特性の違い

	長　所	短　所
後希釈オンラインHDF	小分子量物質の除去性能を低下させることなく、β_2-MGやα_1-MGに代表される中分子量物質の除去性能を上げることができる	設定可能な濾過流量の上限は血流量に制限されるため、血流量を十分に確保できない場合には中分子量物質の除去性能は企図するほど高く設定できない
前希釈オンラインHDF	濾過流量の上限は血流量に制限されないため、中分子量物質の除去性能も血流量に制限されず企図するまで増加することが可能となる	置換液による希釈と透析液流量の低下から、小分子量物質の除去性能は低下する

は企図するほど高く設定できない(**表1**)。

　一方、前希釈オンラインHDFにおいて透析液の一部を置換液として用いた場合、置換液による希釈と透析液流量の低下から、小分子量物質の除去性能は低下するものの、中分子量物質の除去に優れていると言われている[3]。しかも、濾過流量の上限は血流量に制限されないため、中分子量物質の除去性能は血流量に制限されず企図するまで増加することが可能となる(**表1**)。

②**臨床で使用されているオンラインHDF施行条件**

　ここで、臨床で使用されているオンラインHDFの施行条件を例として、後希釈オンラインHDFと前希釈オンラインHDFの溶質除去特性の違いを具体的に提示して解説する。一読では理解しづらい部分かもしれないが、臨床における後希釈オンラインHDFや前希釈オンラインHDFの操作条件決定に必ずや役立つと確信しているので最後まで付き合って頂きたい。

　表2に、通常のHD施行中の各種施行条件を示す。血流量200mL/

表2 HD, 後希釈オンラインHDFと前希釈オンラインHDFのクリアランス比較

	血流量 (mL/min)	透析液流量 (mL/min)	濾過流量 (mL/min)	置換液流量 (mL/min)	小分子量物質 クリアランス (mL/min)	中分子量物質 (SC0.5) クリアランス (mL/min)	Kt/V_{UN}
HD	200	500	0	0	180	0	1.6
後希釈オン ラインHDF	200	430	70	70	183	35	1.63
前希釈オン ラインHDF	200	380	120	120	158	37.5	1.41

min, 透析液流量500mL/minで除水なし(濾過流量＝0mL/min)とし, この施行条件下でUNおよびα_1-MGの透析によるクリアランスがそれぞれ, 180mL/min, 0mL/min, さらにはそれぞれのふるい係数(SC)を1, 0.5となるヘモダイアフィルタを使用するとする。またその際のKt/V_{UN}が1.6となる患者を想定する。

1) 後希釈オンラインHDFを用いた場合

この患者にα_1-MG除去を企図して後希釈オンラインHDFを用いた場合, 血流量が200mL/minなので最大確保可能な濾過流量は70mL/minとする。その際の濾過によるα_1-MGのクリアランスはどれほどであろうか。使用するヘモダイアフィルタのα_1-MGのSCを0.5に設定しているため, α_1-MGのクリアランスは70×0.5＝35mL/minと算出できる。

UNクリアランスはどのように変化するであろうか。本ヘモダイアフィルタは血流量が200mL/minの場合の透析によるUNクリアランスが180mL/minであるため, 血流量の90％までUNを透析で除去できる能力があると言い換えることができる。透析液流量が500から430mL/minに低下しているため, 透析によるUNクリアランスは

低下すると考えられる。しかし，UNのSCは1.0であるため，濾過によるクリアランスは濾過流量そのものの70mL/minと見なすことが可能である。つまり透析液流量500mL/minのうち濾過流量としての70mL/min分のUN除去性能が90％から100％にアップするため，$180 \times \{(500-70) + 70 \times 100/90\}/500 = 183$ mL/minとなり，2％程度ではあるがUNクリアランスは上昇することとなる。その結果，本症例におけるKt/V_{UN}は$1.6 \times 183/180 = 1.63$と算出される。

2) 前希釈オンラインHDFを用いた場合

次に前希釈オンラインHDFを用いて$α_1$-MGの除去を企図した場合について考えたい。

たとえば透析液流量500mL/minのうち120mL/minを前希釈置換液に使用した場合の，濾過による$α_1$-MGのクリアランスはどれほどになるであろうか。まず血流量200mL/minに対して120mL/minで前希釈されるため，$α_1$-MGの血中濃度は$200/(200+120) = 0.625$（62.5％）となる。その$α_1$-MG血中濃度の血液がSC 0.5のヘモダイアフィルタによって120mL/minで濾過されるため，濾過による$α_1$-MGのクリアランスは$120 \times 0.625 \times 0.5 = 37.5$ mL/minとなり，後希釈オンラインHDFを用いたときの35mL/minよりも$α_1$-MGの除去性能が上回ることがわかる。

では，UNクリアランスはどの程度まで低下するのであろうか。本設定の場合，UN血中濃度が0.625倍にまで希釈されるのは$α_1$-MGの場合と同様である。そのため濾過によるUNクリアランスは，SCが1.0なので，$120 \times 0.625 \times 1.0 = 75$ mL/minとなる。一方，透析液は500mL/minから380mL/minに低下する上に，UN血中濃度は0.625倍に希釈されるため，拡散による物質移動速度も低下する。また，血流量が200mL/minから320mL/minに上昇するため，拡散

による物質移動速度は上昇する。これらの相反する条件下で透析によるUNクリアランスがどのように変化するか，現場で予想することは困難である。

　前希釈オンラインHDFにおける置換液量の変化とUNクリアランスの関係については文献2でシミュレーション計算されている。透析液500mL/minのうち120mL/minを前稀釈液として用いた場合UNクリアランスは180mL/minから約160mL/minに低下していることがシミュレーション結果から読み取れる[2]。

　ここで前希釈オンラインHDFにおいて，透析液を置換液として用いた場合の小分子量物質のクリアランスを現場で算出やすいように，筆者らが日常的に使用している簡単な計算方法を提示する。

　置換液として使用した量の約1/3の量を残った透析液流量に上乗せする透析液流量を有効透析液流量と考えることでUNクリアランスを推測することができる。つまり，今回の施行条件の場合，500mL/minのうち120mL/minを前希釈置換液として使用したので，120/3＝40mL/minを残りの透析液流量（500－120＝380mL/min）に加算する。つまり，有効透析液流量は380＋40＝420mL/minとなり，本設定における透析および濾過によるUNクリアランスは透析液流量を500から420に減らしたときのUNクリアランスと同等と見なすことができると考える。

　透析液流量を500mL/minから420mL/minに減じた際のUNクリアランスは，420/500＝0.84（84％）まで直線的に減少しないと考えられるため，たとえば88％程度減ずるとすると180×0.88＝158となり，シミュレーション結果とほぼ一致する[2]。その結果本症例のKt/V_{UN}は1.6×0.88＝1.41まで低下すると予想できる。

　これが，前希釈オンラインHDFは中分子量物質の除去性能は良い

ものの，小分子量物質の除去性能が悪いと言われるゆえんである。この「1/3法」は前希釈オンラインHDFの施行条件を変更した際のUNクリアランスおよびKt/V_{UN}の変化を予想する目安となるので活用して頂ければ幸いである。

　さらに，後希釈オンラインHDFでは中分子量物質の除去性能を上げるために血流量を増加する必要があり，血流量を上げた結果，小分子量物質の除去性能も増加してしまう。小分子量物質にとっては時に透析過多となり，小分子量物質の一部であるビタミンや，ホルモン，アミノ酸などの有用物質も除去してしまう可能性が生じる。

　一方，前希釈オンラインHDFは置換液流量/濾過流量と透析液流量を調整する事で，中分子量物質の除去性能と小分子量物質の除去性能を独立して設定することが可能で，医工学的には非常に使用しやすい究極のモダリティと言える。

3　わが国における前希釈オンラインHDFの有用性

　後希釈オンラインHDFにおける中分子量物質の除去性能は濾過流量に依存し，最大濾過流量は血流量に依存することは先に述べた。わが国における慢性透析療法施行中の血流量は，欧米諸国に比しかなり低流量である。しかし，わが国の慢性透析療法の現況2009年12月31日現在[4]において，血流量が高いほど死亡リスクが低いといった統計結果が提示されて以来，血流量を上昇させる傾向が続いている。最近，オンラインHDFにおける血流量調査において，50％以上は220mL/min以上の血流量で，300mL/min以上も9.1％に認められるようになってきたと報告されている[5]。

　わが国における慢性透析療法の治療成績は世界一であることはよく

知られている。日本において欧米諸国と比較して治療成績が良い理由のひとつとして，低血流量が考えられている[6)7)]。欧米諸国では透析効率を上げるために血流量を300〜400mL/minとし，その血流量を得るためにバスキュラーアクセスカテーテルを使用したり，大きな内シャントを作成したり，高血流量を得るため，時に上腕に内シャントをつくっている。高血流量に設定することで慢性透析療法施行中に微細気泡が発生し，心筋梗塞や脳梗塞発生のリスクが高くなること，さらに，高流量内シャントによって，慢性透析療法施行時のみならず，慢性透析療法を施行していない日常においても，シャントによる血行動態の変化が心臓への負担になっているとの報告がある[6)7)]。そのため，透析効率を追求するあまり，欧米諸国と同程度の血流量を日本人に対しても要求することは，わが国の慢性透析療法の治療成績のさらなる向上につながるか疑問が残る。その点，前希釈オンラインHDFは血流量が小さくとも，中分子量物質の除去が可能で，さらに小分子量物質を過剰に除去する危険性も少なく，わが国においてはかなり有用な治療法と言える[8)]。

4 I-HDFの可能性

I-HDFはヘモダイアフィルタを介して，間欠的に急速補液と除水を繰り返すことで，末梢循環や循環動態の改善，ヘモダイアフィルタの劣化防止等を企図して行われるオンラインHDFの一種である。かなりユニークな治療法で，今後の検討が期待される[9)]。

透析後半に血圧が低下した際に急速輸液を行い，血圧が安定してからゆっくりと除水を再開し，結果的に予定通り除水できることが日常臨床ではしばしば見受けられる。この観点から，HD開始30分より

I-HDFを開始するのではなく，HDの後半にだけI-HDFを施行したり，さらに，末梢循環や循環動態を持続的にモニタリングすることが可能になれば，循環不全の発生を感知してから開始するのもよいかもしれない。また，I-HDFでは補液してから除水するが，最初の1時間でI-HDF補液分も含めて除水し，その後補液するといった，補液＋除水ではなく除水＋補液のI-HDFを施行し，慢性透析療法の最後まで循環動態が安定していれば最終補液を中止することで結果的に過剰水が可能となるといったことも透析困難な症例には有用かもしれない。これに加えて，I-HDFにおける個別化した除水プログラムが可能となれば，症例ごとの最適なI-HDFが実現可能になると期待される。

5 オンラインHDFを用いた在宅透析

最後に，オンラインHDFの新たな展開と期待について述べる。オンラインHDFは通常のHDでは不可能な，自動充填，自動返血，自動補液が可能である。この特徴は在宅透析を安全に施行可能とするものである[10]。さらに，前希釈オンラインHDFにおいては小分子量物質から中分子量物質まで様々な物質の除去性能を自在に変更することが可能で，症例ごとにきめ細かな慢性透析療法を実現する。そのため前希釈オンラインHDFこそ在宅透析に最適な究極のモダリティと考える。

近い将来，在宅透析用のコンパクトなオンラインHDF装置が開発され，さらにはオンラインHDFの遠隔操作が可能となれば，安全な在宅透析が実現されると考える。

6 まとめ

本項ではまず，希釈法の違いによるオンラインHDFの溶質除去特性の違いを述べた。前希釈オンラインHDFは欧米諸国のような高い血流量を必要とせず，小分子量物質と中分子量物質の除去性能を独立して設定することが可能で，わが国における究極の慢性透析療法と考える。オンラインHDFのひとつであるI-HDFにおいては，I-HDFを含む個別化したプログラム除水が可能となり，さらに患者の病態をリアルタイムに把握して自動的にI-HDFが作動するシステムが開発されれば，I-HDFをさらに活用できると期待される。また，遠隔操作が可能な在宅用のオンラインHDFシステムが開発されたならば，在宅でも安全な透析が実現できるだろう。

文献

1) 友 雅司：臨床透析．2017;33(5):477-81．
2) 小久保謙一：わかりやすい透析工学―血液浄化療法の科学的基礎．酒井清孝，他，編．南江堂，2012，p115-21．
3) Yamashita AC, et al：Contrib Nephrol. 2015;185:1-7.
4) 日本透析医学会統計調査委員会：図説 わが国の慢性透析療法の現況 2009年12月31日現在．2010．
5) 日本透析医学会統計調査委員会：図説 わが国の慢性透析療法の現況 2016年12月31日現在．2017．
6) 松田兼一：人工臓器．2017;46(1):71-4．
7) Matsuda K, et al：Artif Organs. 2018;42(12):1112-8.
8) Masakane I, et al：Contrib Nephrol. 2017;189:17-23.
9) 江口 圭，他：臨床透析．2017;33(5):559-64．
10) Vega A, et al：Hemodaial Int. 2018;22(2):E33-E35.

各論

8 前希釈・後希釈オンラインHDF，I-HDFの選択基準

深澤瑞也

point
- オンラインHDFはHDよりも条件設定の数が多く，このため治療効果が振れ幅の大きな治療となるため，しっかりとした治療設計が重要となる。
- ヘモダイアフィルタの特徴を認識し，シャープな除去特性なのかブロードな除去特性なのかを十分に注意する。
- 前希釈法のほうが，血流を著明に多くすることも不要なので，初めて開始する場合には設計がしやすい。一方後希釈は十分な血流を得ないと置換液量が得られないために，十分な置換液量確保が難しい場合がある。
- I-HDFは主に循環動態が不安定な症例に適しており，血圧の維持される症例では効果が期待できない。
- 改善したい症状に合わせて，どのくらいに分子量まで除去するのかをしっかりと見極めた治療設計が望ましい。

1 はじめに

総論で既述された通り，オンラインHDF（血液透析濾過）による治療は1つの病態に対する治療方法ではなく，各種病態に合わせてテー

6 まとめ

　本項ではまず，希釈法の違いによるオンラインHDFの溶質除去特性の違いを述べた。前希釈オンラインHDFは欧米諸国のような高い血流量を必要とせず，小分子量物質と中分子量物質の除去性能を独立して設定することが可能で，わが国における究極の慢性透析療法と考える。オンラインHDFのひとつであるI-HDFにおいては，I-HDFを含む個別化したプログラム除水が可能となり，さらに患者の病態をリアルタイムに把握して自動的にI-HDFが作動するシステムが開発されれば，I-HDFをさらに活用できると期待される。また，遠隔操作が可能な在宅用のオンラインHDFシステムが開発されたならば，在宅でも安全な透析が実現できるだろう。

文献

1) 友 雅司：臨床透析．2017；33(5)：477-81．
2) 小久保謙一：わかりやすい透析工学――血液浄化療法の科学的基礎．酒井清孝, 他, 編．南江堂, 2012, p115-21．
3) Yamashita AC, et al：Contrib Nephrol. 2015；185：1-7．
4) 日本透析医学会統計調査委員会：図説 わが国の慢性透析療法の現況 2009年12月31日現在．2010．
5) 日本透析医学会統計調査委員会：図説 わが国の慢性透析療法の現況 2016年12月31日現在．2017．
6) 松田兼一：人工臓器．2017；46(1)：71-4．
7) Matsuda K, et al：Artif Organs. 2018；42(12)：1112-8．
8) Masakane I, et al：Contrib Nephrol. 2017；189：17-23．
9) 江口 圭, 他：臨床透析．2017；33(5)：559-64．
10) Vega A, et al：Hemodaial Int. 2018；22(2)：E33-E35．

各論
8

前希釈・後希釈オンラインHDF，I-HDFの選択基準

深澤瑞也

point

- オンラインHDFはHDよりも条件設定の数が多く，このため治療効果が振れ幅の大きな治療となるため，しっかりとした治療設計が重要となる。
- ヘモダイアフィルタの特徴を認識し，シャープな除去特性なのかブロードな除去特性なのかを十分に注意する。
- 前希釈法のほうが，血流を著明に多くすることも不要なので，初めて開始する場合には設計がしやすい。一方後希釈は十分な血流を得ないと置換液量が得られないために，十分な置換液量確保が難しい場合がある。
- I-HDFは主に循環動態が不安定な症例に適しており，血圧の維持される症例では効果が期待できない。
- 改善したい症状に合わせて，どのくらいに分子量まで除去するのかをしっかりと見極めた治療設計が望ましい。

1 はじめに

総論で既述された通り，オンラインHDF（血液透析濾過）による治療は1つの病態に対する治療方法ではなく，各種病態に合わせてテー

ラーメイドな治療設計が求められる治療法である。たとえばHD（血液透析）においてもAlb漏出を起こさないように行う治療もあれば，積極的に抜くことを目的とした治療法もある。オンラインHDFではHDよりも濾過のパワーが増加する分，一般的にはその効果が増強されることから注意深い治療設計が重要となる。間違ったスペックの膜や濾過量を設定してしまった場合，ターゲットとする治療効果を得られないばかりか症状を悪化させてしまう可能性もある。つまりオンラインHDFはHDよりも選択すべき項目が多くなる分，治療結果の振れ幅の大きな治療となるため，診療報酬上の加算点数などで安易に施行すべきものではなく，正しく理解して治療設計をしてほしい。

オンラインHDFの臨床効果として，尿毒症物質の除去効率上昇作用，生命予後改善効果，貧血改善，残存腎機能温存効果，栄養状態改善効果，透析低血圧症の改善効果など多くが報告されている。しかしそもそもオンラインHDF施行に際しては補液，さらにはその根源となる透析液の超純水化が必要不可欠であり，オンラインHDFの効果であるのか，それとも超純水化によるものが大きいのかは現時点では分離して考えることは困難であり，オンラインHD自体がその効果を有するのか否かは気にとめておくことが必要である。

2 後希釈オンラインHDF

欧米を中心に施行されている方法であり，透析液を分岐してヘモダイアフィルタ後に注入する療法である。フィルタで拡散の維持と大量の除水が行われるために小分子量物質の除去並びに中分子量物質の除去に優れている。一方，除水による濃縮は避けて通れず，過度な設定では膜のファウリングが生じて開存する孔に過度な負担がかかること

でAlbの大量漏出のリスクがある。このためTMPの監視は重要である。TMP上昇回避には血流量（Q_B）の増加，濾過量の適正化，後希釈に適した膜の選択が挙げられる。また血液濃縮はストレスによるサイトカイン放出も危惧される。

適応疾患としては骨関節痛やレストレスレッグス症候群（restless legs syndrome：RLS）など，あるいは体格の良い若年層における合併症など高効率の治療を要する患者が対象として想定される。しかし**表1**に示すごとく十分な血流が得られない場合には置換液量が確保できないため，思った効果が得られない可能性もある。また，膜のファウリングを起こしにくい透水性の高い膜を使用する必要がある。

表1 オンラインHDFにおける特徴（施行時間は4時間とする）

	HD[※1]	前希釈[※2]	後希釈[※3]	I-HDF[※4]
拡散	++	+	+++	++
濾過	+	+++	+++	++
小分子量除去	++	+	+++	++
$α_1$-MG, Alb分離能	+	+++	++	+
必要血流量	+	+～++	+++	+
水使用量	120L	120～168L	120L	120L
電気代	基準	+α	基準	基準
注意点		小分子量除去は低下のためにQ_B↑あるいはtotal Q_D↑	ファウリングによる急激なAlb漏出の危険性	

※1：Q_B 500mL/min
※2：total Q_D 500～700mL/min
※3：total Q_D 500mL/min
※4：Q_D 500mL/min，補液200mL，8回補液の場合

後希釈法の有効性は海外より多くの報告がなされている。CONTRASTスタディ[1]はオランダを中心に施行された。ローフラックスHDと後希釈オンラインHDFの比較が平均3年の経過観察期間で施行された。全死亡並びに心血管死亡においても差は認められなかった。しかし置換液量（Q_S）20L/session以上の群において全死亡は0.57と低く有効性が示唆された。Turkish Online HDFスタディ[2]においてはハイフラックス膜を用いたHDと後希釈オンラインHDFを比較検討し23カ月治療するも全死亡並びに心血管系イベントにも差を認めない結果が出た。しかしQ_S 17.4L以上の群では全死亡も心血管死亡も有意に低いことが示された。スペインのESHOLスタディ[3]からはHDと後希釈オンラインHDFと比べて全死亡を30％，脳卒中，心血管死亡を減少させており，特にQ_S 25.4L以上の減で最も良いことが示された。置換液量を25.4L取るためには106mL/minの置換が必要であり血液量もこれに連携して多く必要であることから，多くの血液が脱血可能なシャントを持つ元気な患者が良い成績であったのではないかとも考えられるが，上記のランダム化比較試験（RCT）は総じて大量液置換の後希釈オンラインHDFは生命予後が良いことが示された。

その後の最近の観察研究でもフランスから新規導入患者におけるオンラインHDF治療群はHDと比し全死亡，心血管系死亡においても良好であった[4]ことを示している。

3　前希釈オンラインHDF

わが国においては日本透析医学会（JSDT）における2016年末の患者統計調査[5]では，I-HDFを除くオンラインHDF患者は59,000人

を超え，そのうち96％が前希釈法によるオンラインHDFを受けている。図1にわが国におけるオンラインHDFの施行理由[6]を示した。透析アミロイド症，透析低血圧，透析効率など直接的な目的のほかに合併症予防といった漠然とした理由で行われていることが多いのがわかる。特に前希釈においてはその傾向が強い。置換液量が少なければ後希釈よりも容易に施行できる前希釈にその傾向が高く，なんとなく良

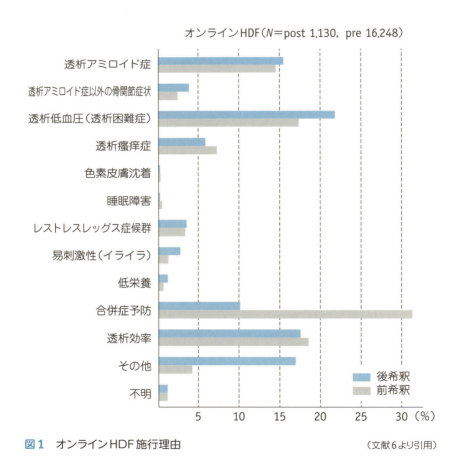

図1 オンラインHDF施行理由 （文献6より引用）

い感じがする，あるいは診療報酬上の点から施行されている可能性も危惧される．表1に示したように拡散能の低下から小分子量物質の除去は低下する．Q_B上昇，総透析液流量（total Q_D）上昇，膜面積上昇などの回避策を講じないとHDよりも効率が落ちるため安易な考えでの施行は厳に慎むべきである．

政金らは日本HDF研究会で，後希釈オンラインHDFと前希釈オンラインHDFのクロスオーバー研究であるEDOIDEA研究[7]でその臨床効果に有意差がないことを報告した．つまり後希釈オンラインHDFで報告されている欧米主体の研究成果は，わが国主流の前希釈オンラインHDFでも対応可能なのか？　この点は今後のわが国での検討がさらに行われることで判明するのであろう．

海外においても前希釈オンラインHDFが透析低血圧の頻度を54％減弱できたとする報告がItalianスタディ[8]で出された．しかしローフラックスHDとの比較であり，ハイフラックスが主流の日本の状況では同程度の効果が得られるかは不明である．推測される機序は，①超純水を用いていること，②補液によるNa負荷効果（Gibbs-Donnan効果），③補液による低体温透析，などである[9]．

櫻井は各病態に対するβ_2-MG（分子量11,800），α_1-MG（33,000），Alb（66,000）の除去率の関連を示した[10]．この図2は非常に示唆に富み，透析困難症ではAlb漏出量を減じて小さめの中分子量物質の除去を高めることで到達できるとしている．つまりこの疾患では高流量で，Albを除去するオンラインHDFではなくマイルドな方法で対処可能と考えられる．この場合，先ほどの推測される3項目以外に，拡散の低下による小分子量物質の除去がマイルドになることも循環動態に大きな変化を与えない利点となるかもしれない．

除去特性に合致したヘモダイアフィルタを用いることで瘙痒症，骨

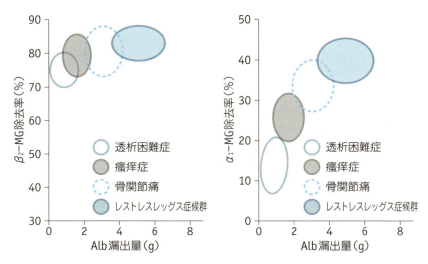

図2　各種合併症と治療目標

（文献10より改変）

関節痛，RLSの治療にも効果が得られるが，必然的にQ_Sの増大は必要となるので，このような疾患の場合後希釈も検討する必要があろう．

4　I-HDF

　前希釈，後希釈オンラインHDFとは一線を画したオンラインHDFの一方法[11]である．原法では通常透析の途中で間欠的に透析液を逆濾過で補充し，その分の除水を残りの時間に行うことにより，末梢循環の改善効果，plasma refilling改善効果，並びに透析膜に逆濾過をかけてファウリングの改善効果によって透析効率の維持を期待した治療法である．現在各社から上市されている多用途透析装置のうち，日機装社製のみ逆濾過ではなくルート内に補液する方式である（診療報酬

上はオンラインHDFとして認可)。

　通常のHDの際に血圧低下時に生食補液を行い，末梢循環動態を改善させて血圧を上昇させることは多くの人が経験する方法だと考えるが，このI-HDFではこれをプログラミング化し定期的に補充液を注入することで血圧を維持することが目的の治療法となる。このメリットは他のオンラインHDFとは異なり少ない補液量ですむことや，水や電気などのコストの削減ができ，かつ循環動態の悪い患者にも効果が報告されていることである。また昨今では，体液が多くある透析サイクルの前半に除水を多くかけて後半には補液量より回収量を少なくしてさらに循環動態を安定させようとするプログラムを設定できる多用途透析装置も上市されており，この治療法は今後さらなる効果が報告されることが期待される。

5　具体的な症例の提示 ─ どの治療モードを選択するか？

提示症例の今後の治療方針

　以下に症例1〜4までの提示を行う。各々の症例は通常のHD施行の症例であり，それぞれ自覚症状の相違がある。また治療に関してはただ1つの正解があるわけではなく，膜，血流量，透析液流量も含めて様々な調整因子によって変動するので，ここに提示した症例に対する治療はあくまでも1例と考えてほしい。また週3回，1回4時間での治療とした。治療設定を変更した際には必ず評価を行い修正が必要となることは言うまでもない。

症例1	45歳男性，原疾患は慢性糸球体腎炎，透析導入後3.5年経過，仕事は運送業で体を使う。
身体所見	身長175cm，体重88kg。食欲はあり，時に体重増加6％（平均除水量5.5％）となることがある。
検査所見	HD前 UN 135mg/dL，Crtn. 16mg/dL，Ca 8.8mg/dL，Pi 6.5mg/dL，Alb 3.7g/dL，Hb 11.6mg/dL，Ht 35.0％，β_2-MG 28.8μg/mL，開始時血圧（BP）152/88mmHg，終了時 BP 145/80mmHg，HD中の血圧は安定。
経　過	瘙痒感少し，関節痛なし，レストレスレッグス症状なし。バスキュラーアクセス（VA）はAVF（arteriovenous fistula）で問題なし。
本症例の問題点	若年であり大きな合併症は現時点ではないが，今後の合併症を予防したい。

症例1に対する治療設計

　わが国におけるオンラインHDFの施行理由の上位である合併症予防症例に対する治療選択となる。現時点では大きな問題はないが若干 β_2-MGが高めであり，小分子量物質も高めである。Albも特に問題ない。このような症例に対しては今までのHDにおける小分子量物質の拡散能は維持し，中分量物質も可及的に除去したい。蛋白リーク型のダイアライザを使用した高血流でのHD，あるいは中程度の除去能を有したヘモダイアフィルタでのオンラインHDFも選択肢となる。前希釈であれば中等度のポアサイズの膜を用いつつ，拡散能の維持のために total Q_D の増大，Q_B の増大，膜の面積アップ，Q_S を 60L/session 以上要する。後希釈であれば Q_B アップして TMP を上げない程度に Q_S を確保したい。利便性を考えると，個人的には中等度ポアサイズの膜での前希釈60L/session以上を施行したい。

症例 2	現症 68歳男性，原疾患は2型糖尿病性腎症，透析導入後6.2年経過，無職。
身体所見	身長172cm，体重82kg。
検査所見	HD前UN 121/dL, Crtn. 14.2dL, Ca 8.2mg/dL, Pi 6.6mg/dL, Alb 3.8g/dL, Hb 10.2mg/dL, Ht 33.2%, β_2-MG 33.3μg/mL，開始時BP 162/100mmHg，終了時BP 110/70mmHg，HD中の血圧は下降するが安定。
経過	瘙痒感あり，関節痛なし，レストレスレッグス症状なし。VAはAVFで問題なし。
本症例の問題点	瘙痒感の改善がHDでは困難。

症例2に対する治療設計

β_2-MG高値で瘙痒感の治療を要する患者。図2に示すごとくAlb除去量3g以下，β_2-MG除去率83%程度，α_1-MG除去率30%程度をめざすオンラインHDFが想定される。Alb漏出を抑えたシャープな除去特性を有したヘモダイアフィルタ使用が望ましい。当然，前希釈であれば拡散能維持の方策は行い小分子量物質の除去を維持する。個人的にはQ$_S$を可及的に増加させた前希釈の利便性が高いと考える。

症例 3	86歳女性，原疾患は2型糖尿病性腎症，透析導入1.2年経過，専業主婦。
身体所見	身長150cm，体重42kg。
検査所見	HD前UN 55.2mg/dL, Crtn. 7.2mg/dL, Ca 10.mg/dL, Pi 4.1mg/dL, Alb 2.8g/dL, Hb 11.5mg/dL, Ht 32.2%, β_2-MG 20.4μg/mL，開始時BP 102/62mmHg，終了時BP 86/50mgHg, Q$_B$ 180mL/min，HD中の血圧は除水とともに下降し不安定であり，時にドライウェイト（DW）まで達せず残すことあり。

経　過	瘙痒感は内服で改善，関節痛なし，レストレスレッグス症状なし。VAはAVFでQ_B 200mL/min設定で時に脱血が悪いことあり。心機能は心エコーで軽度低下を指摘。
本症例の問題点	循環動態不安定で透析が困難。

症例3に対する治療設計

　心機能が軽度不良の循環動態不良な，いわゆる透析困難症例である。当然，心負荷の少ない腹膜透析への移行も検討することは言うまでもない。体外循環での維持を行うのであれば末梢循環の改善効果のあるI-HDFを考えたい。拡散能はほぼ維持されるためQ_B，Q_Dを増加させる必要もない。透析前半の過剰水があるうちに補液量を多めに回収し，透析後半では補液が間欠的に注入し血圧の安定が図れるようなプログラムが組めるのであればなおよい。I-HDFがすべての透析装置で使用できるわけではないので，そのような場合には少量液置換の前希釈オンラインHDFも検討される。決して小分子量の過剰な状態でもないため，あえて拡散能を減じたtotal Q_Dを500mL/minのまま，Q_Bもそのままで，Q_Sを36～40L/session程度で抑えて，非常にシャープな膜を用いる前希釈法を選択したい。補液によるNa補充効果と拡散を抑えて小分子量物質の体内変動を減じた循環動態を安定化させることが目的となる。

症例4	65歳男性，原疾患は2型糖尿病性腎症，透析導入12年経過，事務職。身体所見　身長182cm，体重100kg。

検査所見	HD前 UN 130mg/dL, Crtn. 15.8mg/dL, Ca 9.0mg/dL, Pi 6.5mg/dL, Alb 4.2g/dL, Hb 12.3mg/dL, Ht 37.0%, β_2-MG 34.8μg/mL, α_1-MG除去率25%（保険適用外），開始時BP 154/98mmHg，終了時BP 120/80mmHg，HD中の血圧は安定。
経過	薬剤抵抗性の瘙痒感あり，関節痛あり，レストレスレッグス症状強い。VAはAVG（arteriovenous graft）で問題なし。
本症例の問題点	瘙痒感，関節痛，RLSの改善がHDでは困難。

症例4に対する治療設計

本症例は分子量の大きなα_1-MGまでもしっかりと除去するオンラインHDFを考えたい。図2に示すごとく，Alb漏出を多少多めに設定してでもα_1-MG除去率を40%以上確保すべく治療設計を行う。Alb近傍まで除去可能なブロードな除去特性を持つポアサイズの大きめなヘモダイアフィルタ使用は必須となる。前希釈での行うのであれば拡散能を維持するためにtotal Q_Dのアップ，Q_Bアップ，膜面積の大きなフィルタを用いて，前希釈80〜90L/session程度の置換を行うことをめざす。膜素材によってはファウリングを生じてTMP上昇をきたし過度なAlb漏出のリスクも否定できないために監視は重要となる。これでも除去量が確保できない，あるいは自覚症状が改善不可能な場合には，さらにブロードな膜を用いた後希釈オンラインHDFも検討される。Q_S 20L/session以上を確保すべくQ_Bも増量しTMPを上げない努力が必要となる。ブロードな膜を用いた場合，ひとたびファウリングを起こすと大量のAlb漏出に直結するためにきめ細かい検査値の確認や排液のサンプリングなどが重要となる。

6 最後に

　ひと口にオンラインHDFといっても様々な目的があり，それに合致した治療設計を行う必要がある。シャープな膜特性の膜と少量の置換液でRLSを治療してもまったく効果は得られない。また前希釈法では拡散能の低下を十分に考えないと，単に透析効率を落としかねない。またブロードな膜特性の膜を用いて栄養状態の悪い症例を治療すれば，さらなるAlb漏出を引き起こして症状の悪化を引き起こす恐れも秘めている。

　2018年の診療報酬改定によって，オンラインHDFは加算として認められた。ただ単に点数アップのために，原理を理解せず適切でないモードでのオンラインHDFを施行することは，医療倫理上も問題であり，さらに患者に多くの不利益をもたらす結果になりかねないことを，しっかりと肝に銘じるべきである。安全かつオンラインHDFが持つ有益な治療を提供できるように，適切な治療設計並びにその結果の確認，そしてフィードバックによるさらなる調整を是非行い，せっかく勝ち取ったこの有意義な治療法を継続できるように各自が切磋琢磨すべきと考える。

文献

1) Grooteman MP, et al：J Am Soc Nephrol. 2012；23(6)：1087-96.
2) Ok E, et al：Nephrol Dial Transplant. 2013；28(1)：192-202.
3) Maduell F, et al：J Am Soc Nephrol. 2013；24(3)：487-97.
4) Mercadal L, et al：Am J Kidney Dis. 2016；68(2)：247-55.
5) 日本透析医学会統計調査委員会：わが国の慢性透析療法の現況 2016年12月31日現在．日本透析医学会, 2017.
6) 日本透析医学会統計調査委員会：わが国の慢性透析療法の現況 2013年12月31日現在．日本透析医学会, 2017.
7) 政金生人, 他：日透析医学会誌. 2016；49(Suppl.1)：542.
8) Locatelli F, et al：J Am Soc Nephrol. 2010；21(10)：1798-807.

9) 深澤瑞也：オンラインHDFの基礎と臨床―透析患者の予後と合併症の改善を目指して. 土田健司, 編. メディカ出版, 2017, p30-40.
10) 櫻井健治：腎と透析. 2014；77(別冊 HDF療法 '14)：12-4.
11) 江口 圭, 他：日透析医学会誌. 2007；40(9)：769-74.

各論 9 オンラインHDF装置の特徴とその保守管理

山下芳久

point

- オンラインHDFは，HDとHFを合わせた治療法であり，清浄化した透析液を置換液（補充液）として使用し，分子拡散と限外濾過を積極的に利用する血液浄化療法である。
- オンラインHDF装置は多用途透析装置のカテゴリに分類され，標準的機能として，プライミング，返血，補液を自動または補助的に行う自動化機能が装備されている。
- オンラインHDF装置には各種機能が装備され，各条件設定にて質の高い治療が可能である。これらを十分に理解し，安全で効果的なオンラインHDF療法を実践する必要がある。
- オンラインHDF療法は通常の透析療法と比べ，置換液を補充しながら大量の濾過を行う治療であるため，そのバランス制御はとても重要となる。さらに置換液として透析液を用いるため，透析液の清浄化管理は必須である。

1 はじめに

オンラインHDFは，HDとHFを合わせた治療法であり，清浄化した透析液を置換液（補充液）として使用し，分子拡散と限外濾過を積極

的に利用する血液浄化療法である。希釈法の種類は，前希釈法と後希釈法の2種類の方法があり，欧米では後希釈法が主流なのに対してわが国では前希釈法が主流である。

オンラインHDF装置は多用途透析装置のカテゴリに分類され，標準的機能として，プライミング，返血，補液を自動または補助的に行う自動化機能が装備されている。また，通常のHDF治療のほかにI-HDFの治療機能を有した装置がある。そして，オンラインHDFを安全に施行するためのテスト機能や監視機能が装備されている。

今回，わが国で販売されている4社のオンラインHDF装置について，その特徴と保守管理について解説する。

2 オンラインHDF装置の特徴

通常の透析装置と比較した，オンラインHDF装置の特徴を以下に列記する。

- 透析液の清浄化とその管理が必須である。
- 清浄化した透析液を置換液として直接血液に補液する。
- 希釈法には前希釈法と後希釈法の2種類がある。
- 前希釈法の希釈量により濾過速度に制限なく大量置換が可能である。
- 置換液量を増加させるとヘモダイアフィルタへ流れる透析液流量が減少するため，拡散能が低下して尿素などの小分子量物質の除去効率が低下する。
- 濾過量に比例して低分子量蛋白領域の尿毒素の除去効率は高まる。
- 後希釈法は置換量が少なくても前希釈法と比べ物質除去特性に優れる。

- 後希釈法はヘモダイアフィルタ内で血液濃縮，膜面での蛋白分画が生じるため濾過量に限界（血流量の25％程度が上限）がある。

① オンラインHDF希釈法の種類と特徴

1）前希釈法（pre-dilution）（図1）[1]

- 希釈量により濾過速度に制限なく，大量置換が可能となる。
- 濾過量に比例して低分子量蛋白領域の尿毒素の除去効率は高まる。
- オンラインHDFでは置換量を増加させると，ヘモダイアフィルタへ流れる透析液流量が減少するため，尿素などの小分子の除去効率は低下する。

2）後希釈法（post-dilution）（図2）[1]

- 拡散による小分子除去効率は前希釈より優れる。
- 置換量が少なくても，前希釈法と比べ物質除去特性に優れる。
- 大分子（低分子蛋白領域〜Alb）の除去効率に優れる。
- ヘモダイアフィルタ内で血液濃縮，膜面での蛋白分画が生じるた

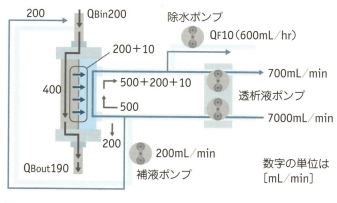

図1　オンラインHDF（前希釈）の原理　　　（文献1より作成）

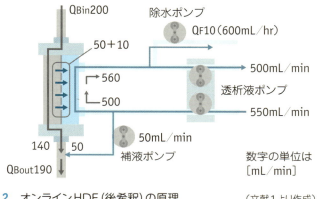

図2 オンラインHDF（後希釈）の原理　　　（文献1より作成）

め，濾過量に限界がある。

⇒濾過量は血流量の25％程度（ただし，Ht 50％以下）が上限である。

② オンラインHDF装置の種類と仕様（図3，表1）

各社のオンラインHDF装置の最新装置と仕様を**図3**[1]，**表1**[2]に示す。各社と各装置の性能機能には少しの違いと特徴があるため，これらをよく理解して装置を選択するとともに，実際に使用するときには安全かつより効果的な使用が望まれる。

1）自動化機能

標準的機能として自動化機能が装備されていて，主にプライミング，返血，補液を自動または補助的に行う機能であるが，使用する液によって生理食塩液，オンライン補充液，逆濾過透析液にわけられる。各社の機種タイプによってオプション設定され，その使い分けは各社によって異なっている。

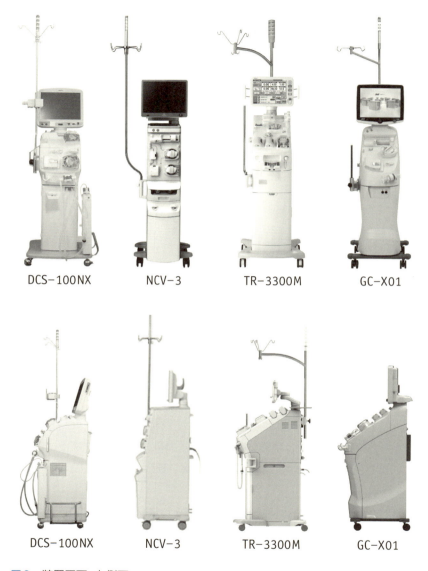

図3　装置正面・右側面　　　　　　　　　　（文献1より引用）

表1 各社オンラインHDF装置の基本仕様

機種名	DCS-100NX（日機装）	NCV-3（ニプロ）	TR-3300M（東レ・メディカル）	GC-X01（ジェイ・エム・エス）
大きさ（幅×高さ×奥行）	300×1,345×445mm	250×1,448×470mm	320×1,415×570mm	300×1,370×500mm
装置重量	約65kg	約75kg	約67kg	約70kg
ディスプレイの大きさ	15インチ	15インチ	12.1インチ	15インチ
血液ポンプの流速範囲	40〜600mL/min	10〜500mL/min	20〜400mL/min	30〜500mL/min
除水密閉回路方式	複式ポンプ方式	ビスカスチャンバ方式	ダブルチャンバ方式	ダブルチャンバ方式
除水ポンプの流速範囲	0.01〜4.00L/hr	0.10〜3.00L/hr	0.01〜5.00L/hr	0.01〜5.99L/hr
除水の時間除水プログラム機能	あり	あり	あり	あり
標準血液回路のプライミング容量	110mL	136mL	100mL	85mL
標準オンラインHDF回路のプライミング容量	130mL	166mL	100mL	86mL
透析液流速の範囲	300〜700mL/min	300〜800mL/min	300〜700mL/min	300〜700mL/min
透析液流速の時間制御機能	なし	あり	なし	なし
血液ポンプ流速に見合う透析液流速の制御機能	あり	なし	なし	なし
透析液プライミング・返血方法 1)	オンライン透析液	オンライン透析液	オンライン透析液	オンライン透析液
2)	—	—	逆濾過透析液	逆濾過透析液
3)	生理食塩液	生理食塩液	生理食塩液	生理食塩液
透析液を用いた標準プライミング量	2,000mL	3,100mL	2,000mL	4,000mL
プライミング量の最大	7,000mL	9,990mL	10,000mL	20,000mL

(表1つづき)

機種名	DCS-100NX (日機装)	NCV-3 (ニプロ)	TR-3300M (東レ・メディカル)	GC-X01 (ジェイ・エム・エス)
標準量でのプライミング時間	約12min	約12min	約10min	約10min
プライミング流速の最大値	300mL/min	500mL/min	400mL/min	400mL/min
動静脈圧,透析液圧モニタ標準測定点	2点	2点	3点	2点
圧モニタの最大測定点(オプション)	4点	3点	3点	4点
TMPゼロ点補正機能	あり(TMP自動追従監視)	あり	あり	あり

(文献2より作成)

　オンライン補充液は，メリットとして基本的に生食プライミングと同じ動作のため，流れが理解しやすく，透析液の汚染など万一のときの生食プライミングへの切り替えが容易である。デメリットとしては採液ポート・ラインが必要で回路が複雑となること，またその採液ポートが不潔になりやすいことが挙げられる。

　逆濾過透析液は，メリットとして採液ポートラインが不要でシンプル，ヘモダイアフィルタが最終フィルタとなるので万一のときにも安心感がある。デメリットとしては，UFRの低いダイアライザや積層型では用いることができない点である。

2) I-HDF (表2)[2]

　逆濾過透析液やオンライン補充液を持続的ではなく間欠的に補液しながら行うHDF療法をI-HDFという。その特徴としては，補液回路を用いずに簡便な操作で施行することができ，治療中の末梢循環改善，plasma refilling促進，膜性能の経時減少抑制などの効果

表2 各社装置のオンラインHDFおよびI-HDFの仕様

機種名	DCS-100NX (日機装)	NCV-3 (ニプロ)	TR-3300M (東レ・メディカル)	GC-X01 (ジェイ・エム・エス)
補充液ポンプの種類	チューブポンプ	チューブポンプ	チューブポンプ	チューブレス内蔵ポンプ
補充液流速の範囲	10〜400mL/min (0.1〜24.0L/hr)	10〜500mL/min (0.1〜30.0L/hr)	10〜400mL/min (0.1〜24.0L/hr)	30〜500mL/min (0.2〜24.0L/hr)
補充液流量の上限	240.00L	199.99L	99.99L	999.99L
補充液方法	定速式補液・定圧式補液	定速式補液	定速式補液	定速式補液・定圧式補液
I-HDF機能	あり	あり	あり	あり
1回補液量の範囲	10〜500mL	10〜400mL	10〜300mL	50〜400mL
1回補液流速の範囲	40〜300mL/min	30〜200mL/min	50〜270mL/min	50〜200mL/min
補液間隔の時間の範囲	10〜60min	15〜599min	2〜240min	5〜120min
補液量の除水方法 　1) 　2)	 均等除水 なし	 均等除水 プログラム除水	 均等除水 なし	 均等除水 後半緩徐除水
ハイブリッドI-HDF	なし	あり	なし	あり

(文献2より作成)

が期待できる。また，患者の循環動態に対応した様々な補充・回収パターンをプログラムした機能を有した機種もある。一般的にヘモダイアフィルタを介した逆濾過透析液の補充を"intermittent infusion hemodiafiltration"(I-HDF)と称し(ジェイ・エム・エス，ニプロ，東レ・メディカル)，補液ポートよりオンライン補充液を回路内へ間欠的に補充する方式を「プログラム補液」(日機装)と称している。

　オンラインHDFで補充液ポンプは必須であるが，プライミング準備作業を軽減するために内蔵補充液ポンプを備えた装置がある。除水

ポンプを流用しており，一般的なチューブポンプに比べ流量精度が高く補充液量の誤差が少ない。

補充液方法では定速方式が一般的であるが，治療経過とともに膜の目詰まりが進行し，TMP上昇による警報発生のたびに補充液流速を漸減する処置を強いられることがある。一方，定圧方式であればTMP上昇による警報は原理的に発生しなくなる。また，過度なTMP上昇は想定外のAlb漏出となることがあるので，定圧方式を採用した装置であれば防止できる。

I-HDFは，補液と除水を繰り返すことで末梢循環を高め，plasma refillingを維持させるため，血圧低下，下肢痙攣，透析困難症などの予防に用いられる。使用側の工夫を組み入れやすいように，1回補液量，その補液速度，補液間隔，また，補液した除水の選択肢においても自由に設定可能な装置もある。

3) 透析液流量

オンラインHDFの補充液は透析液を分配して用いるので，補充液流量が増せば透析液流量は相対的に減少するため，小分子の透析効率を低下させないように高流量の透析液供給の機能が備えられている。

小分子の透析効率は治療時間とともに漸減する。特に透析開始時は尿素が及ぼす浸透圧と透析液の浸透圧勾配のために血管内と間質との間で水分の移動が起こる。これにより血管内脱水が起こり血圧低下を起こしやすいので，治療初期には透析液流量を下げるなど，時間ごとに透析液流量を制御し，血圧安定を試みる装置もある。また，通常透析における低血液流量の患者に対し，500mL/minの透析液流量は十分すぎるという考えがあり，血液流量に見合う透析液流量の設定ができる装置もある。これらは最適な透析効率を維持しながら透析液使用量を節減できる機能である。

4) 監視技術

オンラインHDF装置の最も重要な監視技術はTMPである。一般的には、静脈圧とヘモダイアフィルタ後の透析液圧の2点法とする場合が多く、2点法においてもより正確なTMPを表示するために治療開始直後にTMPゼロ補正を行っている。しかし、TMPの正確な情報は3点法以上であり、オプションで動脈圧、ヘモダイアフィルタ前の透析液圧を加えた4点法が可能な装置もある。

3　オンラインHDF装置の保守管理

オンラインHDF療法は、通常の透析療法と比べ、置換液を補充しながら大量の濾過を行う治療であるため、そのバランス制御はとても重要である。さらに置換液として透析液を用いるため、透析液の清浄化管理は必須となる。その清浄化管理と保守点検管理について以下に示す。

① 清浄化管理（表3）[2]

オンラインHDF装置の保守管理として、清浄化管理は重要である。透析液を直接血液中に注入するために定められた基準値以上の透析液を作製し、維持管理する必要がある。その清浄化管理の各方法を以下に示す。

1) ETRF

ETRFは、各社承認されたもので保証された使用期限を守らなければならない。別のメーカーの使用はできない。ETRFリークチェックのタイミングは、透析液準備中に行われるのが基本であるが、万が一のリーク時の対応を円滑にするために透析液供給装置が洗浄中に行

表3 各社オンラインHDF装置の清浄化方法分類

機種名	DCS-100NX (日機装)	NCV-3 (ニプロ)	TR-3300M (東レ・メディカル)	GC-X01 (ジェイ・エム・エス)
承認されたETRFの名称	EF-02	CF-609N	TE-12R	JP-80
ETRFの材質	PEPA	PES	PS	PES
ETRFの膜面積	$1.0m^2$	$0.6m^2$	$1.2m^2$	$0.8m^2$
メーカーが保証するETRFの使用期限				
1)	6カ月	6カ月	6カ月	6カ月
2)	1500時間	—	洗浄回数155回	—
ETRFのリークチェックのタイミング				
1)	透析液準備工程中	朝の洗浄工程中	透析液準備工程中	朝の洗浄工程中
2)		透析液準備開始工程中		タイマー設定
3)		透析液準備完了時		
ダイアライザカプラの汚染防止対策	ジョイント棒レス	カプラ加熱	カプラ内流体の無停滞構造	ジョイント棒レス
熱水消毒の可否	可	可	否	否

(文献2より作成)

う操作や治療直前の安全保障が欲しいという施設の要求など,リークチェックのタイミングを複数備えている装置もある.ETRF装着位置は各社とも作業しやすいように装置前面の下部にある(図4)[1].

2) ダイアライザカプラ

清浄化管理において,ダイアライザカプラもとても重要である.ETRFにより清浄化された透析液もダイアライザカプラが汚染されていると台無しになる.ダイアライザカプラの構造を簡素化し,淀みが

起こらない工夫や汚染しやすいジョイント棒の排除，装置のカプラ保持部を過熱させ除菌する装置などもある（図5）[1]。

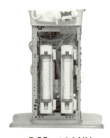
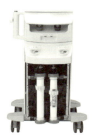
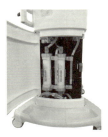
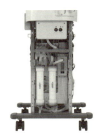

DCS-100NX　　NCV-3　　TR-3300M　　GC-X01

図4　ETRF取り付け位置　　　　　　　　　　　　　（文献1より引用）

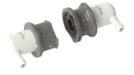
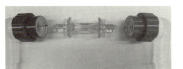

DCS-100NX　　　　　　　　TR3300M

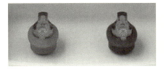
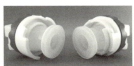

NCV-3　　　　　　　　GC-X01

図5　ダイアライザカプラ　　　　　　　　　　　（文献1より引用）

3) 洗浄・消毒

オンラインHDF装置の洗浄・消毒に用いられている薬剤などは，次亜塩素酸ナトリウム，酢酸，過酢酸，クエン酸熱水，熱水（約80～92℃）がある。これらを使用して，目的の洗浄・消毒効果が得られる濃度と時間を決めて適正に行うことが重要である。各メーカーの添付文書に記載された洗浄消毒方法を基本的には遵守しなければならない。指定されていない薬剤の使用や方法を行う場合には，透析機器安全管理委員会にて有効性と安全性を十分に検証して，行う必要がある。

② 保守点検管理

オンラインHDF装置の保守点検も重要であり，その点検には，日常点検と定期点検がある。毎日行われるオンラインHDF治療が安全かつ適正に施行されるように，装置の保守点検管理をしっかりと実施する必要がある。

1) 日常点検

毎日，使用前・使用中・使用後に点検を行い，異常や問題がないことを確認する。使用前は，自己診断結果と目視で点検・確認して異常や問題がないことを確認する。使用中は，安全適正に治療が行われていることなどを目視で点検・確認して異常や問題がないことを確認する。使用後は，治療による変化などを目視で点検・確認して異常や問題がないことを確認する。

2) 定期点検

日常点検とは違って毎日ではなく定期的に点検を行い，異常や問題がないことを確認する。定期点検には，校正と消耗部品の交換がある。校正は各社により，時間（1,500時間，3,000時間など）と期間（6ヵ月，1年など）が決まっており，それぞれの点検がある。消耗部品の交

換も各社により，各部品の時間と期間が決まっており，それに合わせて交換する。

また，オンラインHDF装置を使用する場合は，取扱説明書や添付文書を遵守して保守点検管理を確実に実施する必要がある。

4 おわりに

近年，オンラインHDF療法は年々増加し，様々な患者の状態に合わせて施行されている。オンラインHDF装置には各種機能が装備され，各条件設定にて質の高い治療が可能となっている。これらを十分に理解し，安全で効果的なオンラインHDF療法を実践する必要がある。また，その機能を維持するために，オンラインHDF装置の保守管理は大変重要であり，計画を立てて実施し，適切に保守管理しなくてはならない。

文献

1) 田岡正宏：これで透析装置がよくわかる 透析装置および関連機器の原理（構造・機能）とメインテナンス．山下芳久，編．日本メディカルセンター，2018，p159-66．
2) 山下芳久：いまさら訊けない！ オンラインHDFの使いかた，考えかたQ&A．加藤明彦，編著．中外医学社，2018，p1-6．

各論

10 オンラインHDF装置における水質管理の実際

星野武俊

point
- オンラインHDFにおいて,より清浄度の高い透析液を用いるためには工程管理が重要となる。
- 化学的汚染対策には,透析用水作製装置を適切に管理・運用する。
- 生物学的汚染対策には,微生物汚染物質のシステム内侵入を阻止して細菌増殖防止のため適切な洗浄・消毒法を選択する。

1 はじめに

　近年では,オンラインHDF(血液透析濾過)や透析液を用いてプライミングや返血をする自動化透析装置が普及している。そのため,大量の透析液を直接体内に注入するオンライン治療を安全に施行するには,透析液の清浄度を常に維持するために適切に水質を管理する必要がある。日本透析医学会が改訂した「2016年度版透析液水質基準」[1]では,生物学的汚染に関する水質基準に加えて化学的汚染基準12項目を設定した。これにより,透析機器安全管理委員会では,従来の微生物汚染対策だけでなく,化学的汚染物質に対する対策も考慮し水質管理計画を整備する必要がある。本稿では,オンライン治療を安全に施行するための化学的汚染物質と生物学的汚染物質の水質管理法について解説する。

2 化学的汚染物質に対する水質管理の実際

　透析用水中の化学的汚染基準は、ISO 23500において化学的汚染基準22項目が定められている。「2016年度版透析液水質基準」[1] では、22項目のうち表1に示すようにグループ3の項目を除いた12項目が透析用水基準として規定されている。

　また、原水と透析用水の管理方法についても定めている。以下に原水の水道法による規制の有無や透析用水作製装置設置時の化学的汚染物質の管理手順を示す。

①-1：「水道法による規制」に基づき供給される原水を用いる場合の管理手順

1) 水道局のホームページで公表されている自施設の供給水源の化学的汚染物質濃度を、委員会で季節ごとに確認し記録する。しかし、公表されるデータは、月ごとに公表する水道局もあれば、3カ月に1回（測定月が記載されていない）の水道局もあり、各都道府県で開示形式が統一されていない現状がある。
2) 供給水源の化学的汚染物質濃度が透析用水の基準より高い場合は、該当する化学的汚染物質の供給水源の濃度推移を注視する。
3) 委員会で透析用水汚染の可能性が考えられる場合は、当該化学的汚染物質濃度を年1回測定しなければならない。

①-2：原水が「水道法による規制を受けない水道」（水道事業からの供給水以外を水源とし、給水人口100人以下）の管理手順

1) 水道法に基づき水道水質基準51項目を年1回測定し、原水が水道水基準を担保しているか確認。

表 1 解析用水の化学的汚染基準と当院の原水濃度

グループ	カテゴリー	項目	透析用水 化学的汚染基準 〔最大濃度（mg/L）〕	原　水 （mg/L）	透析用水 （mg/L）
1	透析での毒性が報告されている汚染物質	アルミニウム	0.01	0.009	＜0.01
		総塩素	0.1	0.5	＜0.1
		銅	0.1	＜0.01	←
		フッ素化合物	0.2	0.11	＜0.08
		鉛	0.005	＜0.005	←
		硝酸塩（asN）	2.0	3.0	0.2
		硫酸塩	100	49	0.3
		亜　鉛	0.1	＜0.01	←
2	透析液に含まれている電解質	カルシウム	2	23	＜0.1
		マグネシウム	4	5.2	＜0.1
		カリウム	8	3.4	＜0.1
		ナトリウム	70	20	2.7
3	透析用水中の微量元素	アンチモン	0.006	＜0.001	←
		ヒ　素	0.005	＜0.005	←
		バリウム	0.1	＜0.01	←
		ベリリウム	0.0004	＜0.0004	←
		カドミウム	0.001	＜0.0005	←
		クロム	0.014	＜0.01	←
		水　銀	0.0002	＜0.00005	←
		セレン	0.09	＜0.001	←
		銀	0.005	＜0.001	←
		タリウム	0.002	＜0.001	←

「←」は，隣の値と同じ値という意味である．

（文献1より改変）

2) 原水が水道水質基準を担保している場合は「水道法による規制に基づき供給される原水」と同様な管理を行う。

3) 原水が水道水質基準を担保していない場合は，透析用水作製装置の性能を調査し，原水と透析用水の化学的汚染物質12項目を年1回測定する。

①-3：透析用水作製装置設置時の管理手順

1) 供給水源の公表値もしくは測定値を確認。
2) 原水の化学的汚染物質を測定し，水道水質基準に合致していることを確認。
3) 透析用水の化学的汚染物質を測定し，化学的汚染基準未満であることを確認。
4) 透析用水の化学的汚染物質が基準未満であっても，原水の化学的汚染物質が化学的汚染基準以上の場合は，今後年1回程度，透析用水の当該物質の濃度を測定することが望まれる。

以上，各ケースにおける管理手順を述べたが，透析用水中に化学的汚染基準以上の物質が検出された場合には，透析用水作製装置の点検が必要であり，委員会の責任において基準値未満になるまで装置の再構成を検討しなければならない。

② 化学的汚染物質に対する原水の管理方法

化学的汚染物質はRO（逆浸透）膜で阻止され，微生物汚染と異なりRO膜以降で高くなることはない。しかし，RO膜での化学的汚染物質阻止率は100％ではない。そのため，原水中の化学的汚染物質濃度が高くなると，RO膜で処理できず，透析用水にリークすることにな

る。化学的汚染物質のRO膜での阻止率を**表2**に示す[1]。化学的汚染物質のRO膜での阻止率は物質によって異なるため，物質の原水濃度とRO膜の阻止率を把握することは化学的汚染物質を管理する上で重要となる。原水中の化学的汚染物質の中で濃度推移を注視しなければならない物質は，供給水源の化学的汚染物質の濃度が透析用水の化学的汚染基準以上の物質である。しかし，透析用水の化学的汚染基準12項目のうち水道水質基準51項目に設定されていない化学物質（硫酸塩，カリウム，総塩素）もある。

当院原水中の化学的汚染物質を測定すると，透析用水基準を逸脱している項目は，**表1**に示すように総塩素，硝酸性窒素，カルシウム，マグネシウムである。カルシウムとマグネシウムは軟水装置で除去され，総塩素は活性炭濾過装置で酸化分解されるため，供給水源の水質

表2 化学的汚染物質の分子量とRO膜での阻止率

化学物質	分子量	阻止率(%)	化学物質	分子量	阻止率(%)
アルミニウム	27.0	95	ナトリウム	23.0	71
銅	63.0	96	アンチモン	121.0	72
フッ素化合物	18.9	93	ヒ素	74.0	98＜
鉛	207.0	90＜	バリウム	137.0	94
硝酸塩	62	61	ベリリウム	112.0	89
硫酸塩	96.0	99	カドミウム	112.0	92
亜鉛	65.0	87	クロム	51.0	98＜
カルシウム	40.0	91	セレン	78.0	97
マグネシウム	24.0	96	銀	107.0	98＜
カリウム	39.0	73	タリウム	204.0	71

（文献1より作成）

を注視する必要がある項目は硝酸性窒素となる。当院の供給水源である浄水場から公表されている硝酸性窒素濃度推移を図1に示す。硝酸性窒素は，夏期に透析用水基準より低値で推移し，冬期は透析用水基準を逸脱する傾向を示すのでより注意が必要となる。硝酸性窒素は，表2のようにRO膜での阻止率は61％と低値を示すことより，原水濃度の推移には注意が必要となる。RO膜の阻止率を61％とすると，透析用水基準を担保可能な硝酸性窒素の最大濃度は5.1mg/Lとなる。阻止率80％なら原水最大濃度は10mg/Lとなる。硝酸性窒素の水道水基準は10mg/L以下なので基本的に基準を超えることはないが，RO膜の劣化（RO水の電気伝導率上昇）や地下水などを使用していて原水濃度が5mg/dLを超えている施設は，原水濃度を注視するとともに汚染のリスクがあると考え，透析用水中の硝酸性窒素を測定する必要があると思われる。実際には，当院と他院の透析用水作製装置で硝酸性窒素の阻止率を測定すると，表3に示すように76～95％程度の

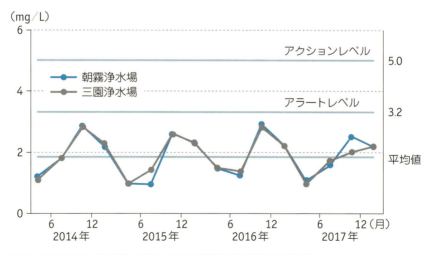

図1　当院供給水源の浄水場における硝酸性窒素濃度の推移

表3 硝酸性窒素の阻止率と透析用水中濃度

	硝酸性窒素阻止率（％）	透析用水濃度（mg/L）	備　考
当院RO	93.3	0.2	排水回収システム
当院個人用RO1	93.1	0.2	
当院個人用RO2	93.3	＜0.2	
施設1：東京都	94.7	＜0.2	
施設2：東京都	92.8	＜0.2	
施設3：東京都	76.4	0.4	電気伝導率阻止率：93％以下
施設4：東京都	84.6	0.4	排水回収システム
施設5：千葉県	93.9	＜0.2	
施設6：千葉県	86.1	＜0.2	原水濃度が低値

阻止率を示し，すべての装置で透析用水基準2.0mg/L未満であった。

③化学的汚染物質に対する透析用水作製装置の管理方法

「2016年度版透析液水質基準」[1)]では，透析用水の化学的汚染基準を逸脱した場合は，「委員会の責任において基準値未満になるまで装置の再構築をしなければならない」とある。基本的に原水の化学的汚染物質濃度の変動がなく，透析用水作製装置の性能が維持されていれば，化学的汚染基準を逸脱することはない。装置の性能を維持するためには，装置を適切に管理しなければならない。表4に各管理対象の管理基準と水質基準を示し，以下に透析用水作製装置の各装置の管理方法について概説する。

表4 管理対象の管理基準と水質基準

管理対象	管理内容	管理基準	管理間隔
供給水源	水道水質基準項目	水道水質基準に適合	「2016年度版透析液水質基準」を参照
原　水	水道水質基準項目 化学的汚染基準項目	水道水質基準に適合	「2016年度版透析液水質基準」を参照
RO水	電気伝導率	25μS/cm 2.5mS/m アラートレベル 　12.5μS/cm 　1.25mS/m	透析施行日
透析用水	生物学的汚染基準項目 化学的汚染基準項目	汚染基準に適合	「2016年度版透析液水質基準」を参照
プレフィルタ	圧力損失，圧力または流量	製造業者の管理基準	透析施行日
軟水装置	処理水硬度 塩タンク内の不溶解塩	青色に着色すれば適合	透析施行日
活性炭濾過装置	総塩素	出口水の総塩素濃度：0.1mg/L未満	透析施行日
ROユニット	RO阻止性能 　電気伝導率または 　電気伝導率阻止率 RO水量	RO水の項参照 阻止率：93%以上 製造業者の管理基準	透析施行日

1）軟水装置

　軟水装置の管理項目は，処理水硬度と塩タンク内不溶解塩の量と状態の確認である。処理水の硬度は，硬度指示薬で硬度成分のリークがないことを透析施行日に確認し，イオン交換樹脂の再生サイクルが適切か確認する。イオン交換樹脂は，残留塩素による酸化膨潤や劣化のため定期的な交換が必要となる。また，軟水装置の代わりにNF（ナノ濾過）膜を用いて2価以上の陽イオンを除去する方法もある。NF膜の設

置は，化学的汚染や微生物汚染対策の面から考えると有用な手法だが，水質の安全性や装置の安定性を考慮すると軟水装置も必要と考える。

2) 活性炭濾過装置

活性炭濾過装置の管理項目は，出口水の総塩素濃度が 0.1 mg/L 未満を担保することである。総塩素 (遊離塩素＋結合塩素) 測定はDPD (ジエチルパラフェニレンジアミン) 法を原則とする。

総塩素測定時に遊離塩素も同時に測定し，結合塩素濃度を把握して管理することも重要である。結合塩素は化学的に安定しており，反応が遅く活性炭表面で分解しにくい。活性炭との接触時間が短いと活性炭濾過装置出口側にリークしやすく，RO膜でも阻止しにくい物質である。実際に，原水の結合塩素濃度 0.7 mg/L の濃度は透析用水作製装置で処理しても，透析液中の結合塩素濃度が 0.2 mg/L 混入し集団貧血を発生した事例もある。

活性炭濾過装置の管理手順を以下に示す。

> 1) 総塩素は，透析施行日に原水と出口水を測定する。
> 2) 出口水の総塩素濃度は 0.1 mg/L 未満 (管理基準) で管理する。
>   0.1 mg/mL を逸脱する可能性がある場合は活性炭を交換することを検討。
>   総塩素が管理基準値を逸脱する原因と対処法を**表5**に示す。
> 3) 原水の総塩素が 1 mg/L 以上になった場合は，透析用水の測定頻度を透析治療ごとに変更し，0.1 mg/L 未満であることを確認する。
> 4) 透析用水の総塩素濃度が 0.1 mg/L 未満 (透析用水の化学的汚染基準) を逸脱した場合は，委員会で透析の中止か継続かを協議する。

活性炭は，経時的使用により活性炭表面の酸化，微粒子の蓄積，細菌増殖などにより残留塩素が活性炭表面に接触できなくなり，残留塩

表5 総塩素の管理基準逸脱の原因と対処法

対　象	原　因	対　応
原　水	原水の総残留塩素濃度の上昇	・上昇理由の調査 ・活性炭フィルタや活性炭の交換 ・回収率を下げる ・透析用水の総残留塩素を測定し，0.1mg/L未満であることを確認
ボンベ型	懸濁物質の蓄積	逆洗
フィルタ型	活性炭フィルタの装着不良	再装着
共　通	透過水量増加	活性炭の交換周期の見直し
共　通	活性炭表面の酸化による劣化	活性炭の交換
測定法	規定の測定時間より長く放置	測定時間を厳守
測定法	目視判定による測定誤差	複数で確認，デジタル測定器導入

素を除去できなくなる。そのため，定期的な活性炭（ボンベ型で2年）や活性炭フィルタ（3カ月）の交換が必要となる。また，活性炭を交換しても装置出口水で管理基準を逸脱した状態が継続する場合や，原水の結合塩素濃度が1mg/L以上になった場合には，活性炭フィルタの本数増加や2段直列方式への改良を考慮する。ただし，2段直列方式は，活性炭フィルタが熱水消毒できないシステムの場合，2段目が細菌増殖により膜表面が閉塞して入口圧が上昇するケースもあり，消毒できないシステムの場合には活性炭フィルタの本数増加や並列方式への改良がよい場合もある。

3) ROユニット

ROユニットの管理項目は，電気伝導率とRO水量（透過水量）である。

管理基準には示されていないが，ROユニットを管理する上で回収率も重要となる。RO水の電気伝導率が上昇した場合は，原水の電気伝導率が上昇している場合やRO膜の劣化などが考えられる。通常では，電気伝導率がいきなり管理基準を逸脱することは考えにくい。そのため日々のデータを傾向分析し，上昇傾向を示したら，①軟水装置や活性炭濾過装置の不具合，ROユニットの運転データを確認，②各装置の稼働状況に問題がなければ製造メーカーに相談し原水の電気伝導率を測定，③原水の電気伝導率が上昇している場合は原因を調査する，④原水に原因がない場合は，RO膜の劣化（電気伝導率阻止率を測定し評価）が考えられるので，必要に応じてROモジュールの交換を検討する。もし，経済性等の理由で早急に交換できない場合は，透析用水化学的汚染物質12項目を測定し安全性を担保する。また，ROモジュール交換までの期間は，装置回収率を下げるなどの対応も必要となる。ROユニットでは，大量の濃縮水を再循環（透過水量の5倍程度）させているため，濃縮水にはROモジュールで阻止された化学物質が含まれる。RO原水＋濃縮水の化学物質濃度は，RO原水に比べ2倍程度（装置回収率65％の条件で硝酸性窒素：1.9倍，電気伝導率：1.8倍）まで上昇する[2]。このため，高い回収率で運転している装置ほど電気伝導率は高くなる場合がある。電気伝導率が上昇した場合には，装置回収率を下げて電気伝導率の推移を注視する必要がある。

3　生物学的汚染物質に対する水質管理の実際

　「2016年度版透析液水質基準」[1]では，生物学的汚染基準として透析用水：生菌数100CFU/mL未満，エンドトキシン（ET）0.05EU/mL未満，標準透析液：生菌数100CFU/mL未満，ET 0.05EU/mL

未満，超純水透析液：生菌数0.1CFU/mL未満，ET 0.001EU/mL未満とされている。添付文書には「オンライン装置に使用する水質は，標準透析液を適合すること」と記載され，標準透析液基準を達成することは容易である。しかし，オンライン治療をより高い清浄度の透析液（超純水透析液基準以上）で実施するには，システム内の各種問題点に対する汚染対策が必要となる。

① モニタリング部位とモニタリング頻度

「2016年版透析液水質基準」[1]で定めるモニタリングポイントは，透析用水，透析器入口の透析液，オンライン補充液であり，各々に水質基準が設定されている。しかし，それらのモニタリングポイントでは，システム内の汚染状況の把握は困難である。透析液製造工程を適切に管理するためには，工程内のどこで汚染が発生したとしても汚染を把握できるポイントをモニタリングする必要がある。工程管理に必要なモニタリング部位を図2に示す。月1回以上モニタリングが必要なポイントは，最低でも各工程に設置されたETRF手前の4箇所（ROモジュール出口，RO水配管末端，多人数用供給装置出口，末端コンソールETRF前）となり，各ポイントに委員会で管理基準値を設定し運用することが望ましい。また，「2016年度版透析液水質基準」[1]には，「消毒工程から最大間隔をあけ，最も汚染リスクが高いと思われるタイミングで行う」とある。日曜日に消毒を実施しない施設では月曜日がサンプリング日となる。また，施設によっては月水金と火木土で消毒方法が異なる場合もある。この場合は，両者の消毒翌日にサンプリングし消毒効果に差がないことを検証する必要がある。

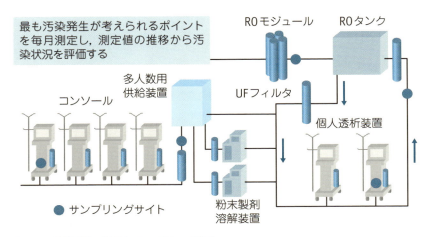

図2 工程管理に必要なモニタリング部位

②生物学的汚染対策の実際

　微生物汚染が発生する要因としては，透析液製造工程内への細菌やETの侵入，工程内での細菌増殖，人為的汚染などが考えられる。

1) 工程内への細菌・ETの侵入阻止

　工程内への侵入阻止は，基本的に分離膜で行うことになり，細菌やETが侵入する要因には，RO膜のリーク，ETRFのリーク，エアーフィルタのリークなどが考えられる。しかし，基本的にRO膜はETを100％阻止することは不可能である。そのため，ROモジュールとNF膜やUF（限外濾過）膜を併用した方法が有用となる。また，RO膜など分離膜の性能をリアルタイムで監視する方法はない。分離膜を適切に管理するには，生菌数やETを定期的に測定・評価し，製造メーカー推奨稼働時間での交換が必要となる。

2) 工程内での細菌増殖防止

　工程内の細菌増殖防止に必要なことは，適切な洗浄・消毒法で細菌増殖を制御することである。システム内の配管に一部未消毒配管が存

在する場合にも定期的な洗浄・消毒が必要となる。ROモジュール以降の消毒には熱水消毒が有効であり，CDDS（セントラル透析液供給システム）の洗浄・消毒法には，シングルパス方式と滞留方式がある。一般的な洗浄消毒方法は，酢酸と次亜塩素酸Naを用いたシングルパス方式だが，装置を使用していない時間帯に細菌増殖を防げる滞留方式が可能な洗浄消毒剤の使用を推奨する。現在使用されている洗浄消毒剤には，塩素系と過酢酸系の2種類があり，一部ではあるが熱水や機能水なども使用されている。ただし，オンラインHDF装置の洗浄・消毒法は，添付文書や取扱説明書に記載がある製造メーカー推奨の洗浄・消毒法を遵守しなければならない。

3) 人為的汚染防止

　人為的汚染が発生する場所には，開放系である粉末製剤溶解装置の粉末剤投入時，カプラ操作時などが挙げられる。また，装置のメンテナンス時にも汚染が発生する。さらには，装置の新規設置時も装置内は汚染された状態で搬入されているのが現状である。人為的汚染の低減には，委員会で施設の実情に合った操作手順書を作成し運用することが有用である。透析装置のメンテナンス時に発生する汚染に関しても，メンテナンス時の操作手技に関する手順書を作成し，施設の洗浄・消毒法によりメンテナンス前の水質までリセット可能か否か，委員会で検証する必要がある。特にオンラインHDFにおいて，最終的に水質を保証するETRF交換時（製造メーカー推奨交換時期を遵守）にも汚染は発生する。当院でETRF交換時と交換翌日にすべての透析装置でETと生菌数を測定したが汚染は検出されなかった。しかし，ETRFの配管接続方法は，製造メーカーで異なるため自施設で汚染リスクを検証する必要がある。また，ROモジュールや多人数用透析液供給装置などをメンテナンスした後に汚染が発生するとその影響が大きいた

め，必ず再バリデートする必要があると考える。当院で検討した結果では，メンテナンスした翌日は生菌が未検出でも2日目に生菌が検出されることもあり，水質を複数回測定し水質の安全性を確認してからオンライン治療を再開する必要があると考える。

4 おわりに

オンラインHDFで用いられる透析液の水質を管理するためには，ETRF後の清浄度で評価するのではなく，原水の化学的汚染物質や透析液製造工程を適切に評価・管理することが重要となる。

文 献

1) 峰島三千男, 他：日透析医学会誌. 2016；49(11)：697-725.
2) 星野武俊：Clin Eng. 2017；28(3)：184-90.

参考文献

▶ 日本臨床工学技士会：2016年度版透析液水質基準達成のための手順書Ver1.01. 2017年7月24日.

各論

11 オンラインHDFの治療条件

大澤貞利

point
- オンラインHDFは希釈法の違いによりヘモダイアフィルタ内の血液濃縮が異なり,除去特性も違いがみられる。
- TMPとAlb漏出量はおおむね相関する。
- α_1-MG除去量とAlb漏出量の変化はほぼ一致する。

1 はじめに

　HDFは,拡散で除去できない様々な合併症の要因と考えられる中・大分子量物質を,濾過によって除去が可能な治療法である。オンラインHDFの補充液は,透析液を用いるためオフラインHDFより圧倒的な大量濾過が行える。オンラインHDFの希釈法は後希釈に加え,大量濾過ゆえに可能である前希釈も有効である。希釈法の違いによりヘモダイアフィルタ内の血液濃縮と溶質除去に違いがみられる。オンラインHDF患者数は増加傾向にあり,血液透析とHDF患者全体の24％を超えるようになった[1]。その一方でI-HDFが近年増加傾向にある。

2 オンラインHDFの希釈法の違いによるヘモダイアフィルタ内の血液濃縮と除去特性

① ヘモダイアフィルタ内の血液濃縮

　希釈法は前希釈と後希釈がある。前希釈はヘモダイアフィルタ以前（主に動脈チャンバから補充液を注入）に希釈し，ヘモダイアフィルタ内で濾過する。前希釈では，ヘモダイアフィルタ内で血液の濃縮が起こらない（除水分は除外）。後希釈はヘモダイアフィルタで血液を濾過してから補充液を注入する（主に静脈チャンバを用いる）。後希釈では除水分も含め血液が濃縮する。オンラインHDFの希釈法の割合は，前希釈48,457人（約95.6％），後希釈2,227人（約4.4％）であり，ほとんどが前希釈を選択している[2]。この背景によりヘモダイアフィルタの開発は，前希釈を前提として行われている印象がある。希釈法の違いは，血液系の圧力動態へ影響を与える。返血圧を示す静脈圧は希釈法の影響が少なく，治療開始から終了までの変化が少ない。ヘモダイアフィルタへの入口圧を示す動脈圧は，前希釈では変化が少ないのに対し，後希釈では経時的に上昇する傾向がある。ヘモダイアフィルタの血液側圧力損失は，前希釈では除水のみの影響を受け軽微な変化であるが，後希釈では経時的に大きくなる。透析液側の圧力動態への影響は，膜の透水性能低下により透析液圧は経時的にどちらの希釈法も下降する。透析液側の圧力損失は希釈法の影響を受けず，治療開始から終了まである程度一定である。

② 除去特性の違い

　オンラインHDFは濾過を行う治療法であるため，大分子量領域の積極的な除去が可能である。ヘモダイアフィルタの性能で異なるが，

大分子量領域の除去には濾過量の増量が有効である。前希釈は希釈法の特性により，後希釈に比べ大量に濾過する必要がある。オンラインHDFは透析液の一部を補充液として使用するため，前希釈での大量濾過は，ヘモダイアフィルタに流入する透析液流量が減少する結果となる。このことにより拡散効率が低下し，小分子量物質の除去性能低下が懸念される。ヘモダイアフィルタに流入する透析液流量は，200mL/min程度確保できると影響は少ないようである[3]が，拡散効率の低下は否定できない。また，後希釈はヘモダイアフィルタに流入する透析液流量が保たれるため，拡散効率へ与える影響はほとんどない。前希釈と後希釈では，小分子量物質と大分子量物質除去のバランスが異なる。除去対象物質により希釈法を選択することができる。

3　ヘモダイアフィルタによって異なる膜の性能低下

　ヘモダイアフィルタは透水性能が高く，低分子量蛋白除去に優れる。性能の安定性が求められるヘモダイアフィルタであるが，透水性能と大分子量領域除去に優れる膜は，治療開始直後から急激に性能が低下する。TMPは治療開始直後から急激に上昇し，その後は緩徐に上昇する。Alb漏出は治療開始直後が最も多く，その後は急激に減少してから治療終了まで緩徐に減少する。小分子量物質の除去は，治療開始直後の急激な変化はない。このような現象はポリスルホン（PS）系の膜に多くみられる。各メーカーは急激な変化が起きにくくなるように工夫している。セルローストリアセテート膜を非対称構造にしたATA膜を用いたヘモダイアフィルタは，治療開始直後の急激な変化が起きにくいとされる[4]。治療開始からの異なる性能変化を把握し，ヘモダイアフィルタを選択する必要がある。

4 オンラインHDF施行時のTMPとAlb漏出量

TMPとAlb漏出量は関連性があり，TMPが高いとAlb漏出量は増加する傾向がある[5]。TMPは各透析条件により異なるが，治療開始から終了まで経時的に上昇していく。一方，Alb漏出量は経時的に減少する。

①TMPへ影響を与える因子

TMPは，血流量，希釈法，補液量，ヘモダイアフィルタ，膜面積，除水量，ヘマトクリット，血清蛋白濃度によって変化する。血流量のみを増量させると前希釈はTMPが上昇する。前希釈は血流量を増量させると血漿流量も増え，補液とともに濾過される血漿濾過量が多くなるためTMPが上昇する。後希釈は血流量のみを増量させるとTMPは下降する[6]。前希釈と同じく，血流量を増量させると血漿流量が増えることにより，血漿流量に対する濾過量の割合が減少するためTMPは下降する。

補液量の増減は，前希釈，後希釈どちらも同様に変化し，補液量の増量に伴い濾過量が増えるためTMPは上昇する。

ヘモダイアフィルタの透水性はそれぞれ異なるが，膜の透水性が高ければTMPは下降し，膜面積も影響を与える。同じシリーズのヘモダイアフィルタでも，膜面積が大きくなると濾過に使用できる面積が増加するため，ヘモダイアフィルタ自体の透水性が向上しTMPは下降する（図1）。

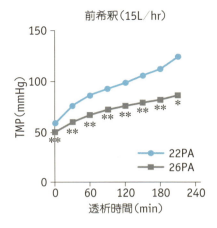 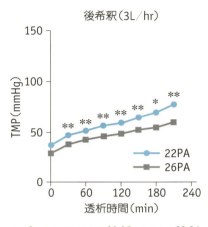

$n=8$, mean, $*: p<0.05$, $**: p<0.01$

図1　膜面積の違いによるTMPの推移

透析時間4時間, Q_D600mL/min, Q_B300mL/min, ヘモダイアフィルタはABH-22PA（22PA）とABH-26PA（26PA）を使用。

② Alb漏出量に影響を与える因子

　Alb漏出量も血流量，希釈法，補液量，ヘモダイアフィルタ，膜面積などによって変化する（図2）。血流量の影響は，前希釈で血流量を増量させると，血漿濾過流量が増えることによりAlb漏出量が増加する。後希釈で血流量を増量させると，ヘモダイアフィルタ内での血液濃縮が軽減され，膜表面近傍の蛋白層が薄くなりAlb漏出量は減少する。

　希釈法の違いでは，後希釈が前希釈より少ない濾過量でもAlb漏出量が多くなる。前希釈，後希釈ともに補液量の増量でAlb漏出量は増加する。各ヘモダイアフィルタで除去特性は異なるが，小分子量物質除去性能はほとんど差がなく，低分子量蛋白以上の除去性能に違いがみられAlb漏出量も異なってくる。Alb漏出パターンも，ヘモダイアフィルタによって違いがみられる[4]。

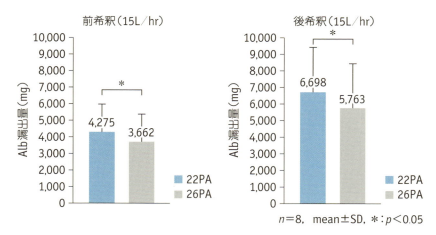

図2　膜面積の違いによるAlb漏出量
透析時間4時間，Q_D 600mL/min，Q_B 300mL/min，ヘモダイアフィルタはABH-22PA（22PA）とABH-26PA（26PA）を使用．

③ TMPとAlb漏出量の関係

　　血流量や補液量，除水量などの違いによってTMPは変化するが，前希釈，後希釈ともにヘモダイアフィルタが同じ場合は，TMPとAlb漏出量がおおむね相関し，TMPが高いとAlb漏出量は多くなる（図3，4）．この特性はポリスルホン系の膜を用いたヘモダイアフィルタで顕著にみられる．ATA膜を用いたヘモダイアフィルタは，オンラインHDF施行中のTMP変化が比較的緩徐で，Alb漏出量はTMPの影響を受けにくいとされるが，やはりTMPが高い条件ではAlb漏出量が多くなる（図5）．

④ TMPと充塡率

　　TMPは血液側の入口・出口圧，透析側の入口・出口圧の4点圧と膠質浸透圧を考慮して算出するものから，血液側の入口・出口圧，透析

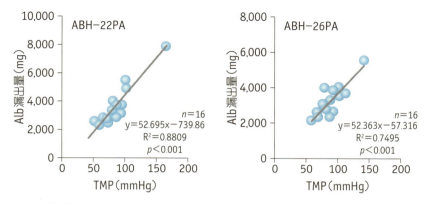

図3　前希釈のTMPとAlb漏出量
透析時間4時間，Q_D600mL/min，Q_B300mL/min，ヘモダイアフィルタはABH-22PA（22PA）とABH-26PA（26PA）を使用。

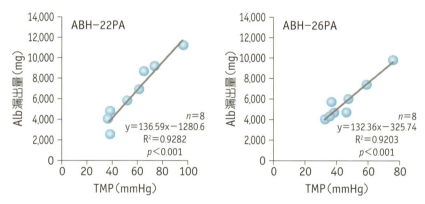

図4　後希釈のTMPとAlb漏出量
透析時間4時間，Q_D600mL/min，Q_B300mL/min，ヘモダイアフィルタはABH-22PA（22PA）とABH-26PA（26PA）を使用。

液側の出口圧の3点圧から算出するもの，さらに簡易的に血液側出口圧と透析液出口圧の2点から算出するものもある．充塡率の違いにより透析液側の圧力損失は異なるが，簡易的な算出法では圧力損失が反

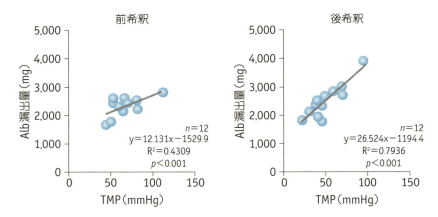

図5　ATA膜を用いたヘモダイアフィルタのTMPとAlb漏出量
透析時間4時間，Q_D600mL/min，Q_B300mL/min，ヘモダイアフィルタはFIX-21SαecoRを使用。

映されず，TMPの評価が難しくなる。TMPのモニタリングは，圧力の測定ポイントを可能な限り多くするほうが望ましい。

5　I-HDF

I-HDFの補液は，一般的に30分ごとに1回200mL補液される。4時間透析では7回の補液で1,400mLとなる。機種によって補液方法は異なるが，補液中の溶質除去は行えない。治療目的は安定透析であり，除去効率の向上は望まない傾向がある。総補液量は少なく，ヘモダイアフィルタ内の血液濃縮は一般的な血液透析とほぼ変わらない。治療効果，溶質除去特性など不明な点も多く，適応患者，補液のタイミング，補液回数，補液量は今後の検討が必要である。使用するヘモダイアフィルタは，Alb漏出とプライミングボリュームを抑えたタイプが適すると思われる。また，オンラインHDFに間欠補充を併用した方式

も検討されている。この方式では膜のリフレッシュ効果が期待される。

6 ヘモダイアフィルタのAlbとα_1-MGの分離能

　Albの分子量は66,000，α_1-MGの分子量は33,000で2倍の差がある。ストークス半径はAlb 3.51nm，α_1-MG 2.86nmで約1.2倍になり，その差は小さくなる。合併症の予防・改善には，α_1-MG領域の低分子量蛋白を積極的に除去することが有効である[7]が，同時にAlb漏出量も多くなる。α_1-MGの積極的な除去とAlb漏出量抑制の両立，すなわちAlbとα_1-MGを分離して除去することは理想であるが，ストークス半径の関係性から考えると現在の膜製造技術では困難である。希釈方法を変えてもAlbとα_1-MGを分離して除去することは期待できない。希釈方法や他の条件，使用するヘモダイアフィルタの組み合わせで，低分子量蛋白除去性能は大きく変化するが，除去特性としてのα_1-MG除去量とAlb漏出量の関係は変わらない（図6）。

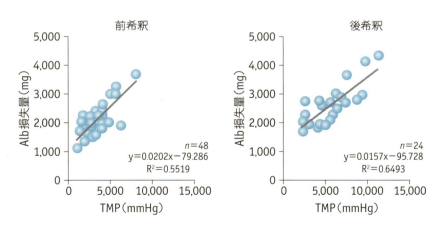

図6　各条件で施行した前希釈と後希釈のAlb漏出量とα_1-MG除去量の関係

7 おわりに

オンラインHDFでは容易かつ大量に補液できる。治療効果の向上には補液量が注目される傾向がある。補液量だけではなく，希釈方法やその他の条件で除去効率は変化する。特に，使用するヘモダイアフィルタによってTMPとAlb漏出量は大きく異なる。しかし，各ヘモダイアフィルタの小分子量物質除去はほとんど差がなく，ヘモダイアフィルタの除去特性は低分子量蛋白以上の領域で差がみられる。このことにより，オンラインHDFの治療条件は，TMPとAlb漏出量をコントロールし，その指標は患者ごとに異なる許容Alb漏出量であると考える。また，溶質除去を重視しないI-HDFは安定透析をめざしており，オンラインHDFより許容Alb漏出量は少なくするべきである。

文献

1) 日本透析医学会統計調査委員会：図説 わが国の慢性透析療法の現況 2016年12月31日現在．2017, p25.
2) 日本透析医学会統計調査委員会：図説 わが国の慢性透析療法の現況 2016年12月31日現在．2017, p27.
3) 大澤貞利, 他：腎と透析. 2013；75(別冊 ハイパフォーマンスメンブレン'13)：151-3.
4) 竹澤真吾, 編：これからの透析医療のための新ハイパフォーマンスダイアライザUp to Date-ダイアライザとヘモダイアフィルタ. 東京医学社, 2016, p271-8.
5) 田岡正宏：臨透析. 2017；33(5)：543-52.
6) 大澤貞利, 他：腎と透析. 2014；77(別冊 ハイパフォーマンスメンブレン'14)：74-6.
7) 櫻井健治：腎と透析. 2014；77(別冊 HDF療法'14)：12-4.

各論 12

オンラインHDF治療におけるヘモダイアフィルタの選択基準

松下和通

point

- オンラインHDF治療におけるヘモダイアフィルタには,高い透水率・溶質透過率を有する大面積のハイフラックス(ハイパフォーマンス)膜が必要である。
- 我々は,膜の形状・素材・面積などに特徴を持つ,多くのヘモダイアフィルタを使用できる状況にあるが,その選択には迷うことも少なくない。
- オンラインHDF治療条件により,ヘモダイアフィルタの除去性能が変化することを理解して,患者に適した設定を行うことが重要である。
- オンラインHDF・I-HDFともに,ヘモダイアフィルタ選択と臨床効果の関係については,今後のエビデンス構築が期待される。

1 はじめに

　日本透析医学会統計調査委員会によると,2010年末のHDF施行患者数が14,867人であったのに対して2016年末のHDF施行患者数は74,799人と,大きく増加している[1]。オンラインHDF治療を施行する際にはヘモダイアフィルタを用いて治療を行う必要があり,現在

わが国では多くの種類のヘモダイアフィルタが使用できる。しかしヘモダイアフィルタを選択する際には，希釈モードと濾過量・血液流量・患者の体格・治療時間などの条件を合わせて考慮しなければならないために，ヘモダイアフィルタの選択と使用に関して悩むことも少なくない。

2　ヘモダイアフィルタの特性

Canaudらは[2]，オンラインHDF膜の条件として，ハイフラックス（ハイパフォーマンス）膜が必要であるとしており，具体的には，高い透水率（濾過係数ultrafiltration coefficient：KUF＞50mL/hr/mmHg），高い溶質透過率［mass transfer area coefficient：KoA Urea＞600，β_2-MG＞60mL/min］，大面積（1.5〜2.1m^2）などの条件を挙げている。

これは，ヘモダイアフィルタを介して血液側から透析液側に大量の濾過が行われるというオンラインHDF治療に対応するための基本性能と考えられる。こうしたヘモダイアフィルタの特性を考慮して現在日本透析医学会から出されている最新の血液浄化器の機能分類：2013年版において，ヘモダイアフィルタは前・後希釈用の2分類となっている[3]。

3　ヘモダイアフィルタの選択基準

現在わが国で使用可能なヘモダイアフィルタの一覧を示す（表1）。各フィルタにおいて，中空糸の形状（内径・膜厚），性能［UFR，代表物質クリアランス，β_2-MG・Albのふるい係数］などを独自に設定して，ヘモダイアフィルタの性能を設定している。EUDIAL（EUropean

表1 主なヘモダイアフィルター一覧

製造販売元	名称	膜面積（m²）	膜素材
旭化成メディカル	ABH-P	1.3〜2.1	PS
	ABH-F	1.3〜2.2	PS
東レ・メディカル	TDF-M	1.0〜1.3	PS
	TDF-H	1.3	PS
	TDF-MV	1.5〜2.0	PS
	TDF-HV	1.5〜2.1	PS
	TDF-PV	1.5〜2.2	PS
	NVF-M	1.0〜2.6	PS
	NVF-H	1.0〜2.7	PS
	NVF-P	1.0〜2.8	PS
日機装	GDF	1.5〜2.1	PEPA
	GDF-M	1.5〜2.2	PEPA
ニプロ	MFX-N eco	0.9〜2.1	PES
	MFX-E eco	1.1〜2.5	PES
	MFX-S eco	1.1〜3.0	PES
	MFX-U eco	1.5〜3.0	PES
	FIX-E eco	0.9〜2.5	CTA
	FIX-S eco	1.1〜2.5	CTA
	FIX-U eco	1.5〜2.5	CTA
バクスター	ポリフラックスH	1.4〜2.1	PAES＋PVP＋PA

PS：ポリスルホン，PES：ポリエーテルスルホン，PEPA：ポリエステル系ポリマーアロイ，CTA：セルローストリアセテート，PAES：ポリアリルエーテルスルホン，PVP：ポリビニルピロリドン，PA：ポリアミド

DIALlysis working group）は，オンラインHDF治療で中分子量・大分子量物質をターゲットとして除去を行う場合であってもHD治療と同等の小分子物質除去性能［Kt/V（urea）＞1.2］を達成するよう

勧めており[4]，小分子から大分子物質までバランス良く除去しつつ，各患者の病態・疾患に適した治療を施行することが重要であると考えられている。

さて，我々はこれだけ多くのヘモダイアフィルタをどのように使いこなせばよいのだろうか。「膜表面改質による生体適合性向上」「ポリビニルピロリドン（PVP）の溶出がない」「後希釈モードでのTMP上昇抑制」など，各ヘモダイアフィルタには特徴が謳われており，患者の病態に合わせて選択する際の参考になる。ただし，オンラインHDF治療では，同じヘモダイアフィルタであっても，希釈モードと濾過量・血液流量・患者の体格・治療時間などの条件により，除去できる物質や量は大きく変化することに留意する必要がある。特にAlb漏出量は臨床上重要であり，意図しない大量のAlb漏出を決して起こさないようにすべきである。土田らは[5]希釈法と補液量による各ヘモダイアフィルタのAlb漏出量について測定し報告しており，同じ膜であっても希釈法と補液量を変更することで，Alb漏出量が変化することがわかる。目的とするAlb漏出量を達成するために，ヘモダイアフィルタの選択と透析条件を設定する際に非常に参考になると思われる（**表2**）[5]。近年のハイフラックス膜性能の向上によって，ヘモダイアフィルタを用いて目的とする中・大分子量物質を安定して除去できるようになった。この分子量領域にはサイトカインを含む多くの尿毒素が含まれており，透析合併症の原因になると考えられている。低分子量蛋白質であるAlbは生体にとって栄養蛋白として重要である。そこで分子量33,000のα_1-MG領域は除去しつつ，分子量67,000のAlb領域の除去は抑制する「分離能」という概念がヘモダイアフィルタの性能に求められるようになった。一方である種の尿毒素はAlbと結合して存在し，人体に悪影響を与えると考えられている。栄養状態の良好な症例に対し

表2 各種ヘモダイアフィルタと希釈法によるAlb漏出量

希釈法	前希釈				後希釈				
濾過量（L/治療）	60	72	84	96	8	10	12	16	20
血液透析濾過膜	Alb漏出量（g/治療）								
ABH-21F	0.8							1.8	
ABH-21P（type1）	1.9	2.3	3.5	4.4	2.1	2.5	3.4	4.1	
ABH-21P（type2）	3.3	4.7	7.8	8					
MFX-25S eco	2.8			3.5	3				
MFX-25U eco	4.6	4.4	5.6	6.4	5.5	6.6	8.6	11.9	
MFX-30U eco	6.8		8.8	9.5	10.2		12.3	15	
FIX-250S eco	4.1	3	3.7			5.6	6.4	6.6	
FIX-250U eco	6	6.6	6.6			7.7	8.2	9.7	
TDF-20H	2.1		3.2		2.2			5.5	8.5
GDF-21	10.3	11.1	13.8			8.1	13.6	21.1	

治療条件：血流量 280mL/min，透析液量 500mL/min，治療時間：4時間

（文献5より改変）

ては，あえてAlb漏出量を増やす透析条件を設定することによって，こうしたAlb結合性尿毒素を除去するという概念もある．山下ら[6]はAlb漏出量とα_1-MG除去率をパラメーターに，想定される臨床症状・病態に対する各種透析膜とその治療条件を詳細に検討し報告しており，わが国では多くの施設でこれを参考に透析膜の選択と治療条件を設定していると考えられる（図1）．

I-HDFは，間欠的に透析液を逆濾過補充し回収する方法であり，経時的な膜性能低下を抑制することが認められている[7]．I-HDFでは1回補液量と補液間隔が臨床的変数となり，ヘモダイアフィルタ性能の選択と合わせて治療条件を設定する．具体的なヘモダイアフィルタ

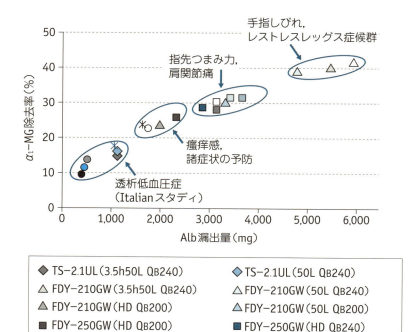

図1　α₁-MG除去率とAlb漏出量の関係

（文献6より改変）

選択と臨床効果の関係については，オンラインHDF治療同様，今後のエビデンス構築が期待されるところである。

4 症例提示

　近年は血液透析患者の高齢化により，透析中の低血圧症・透析治療後の倦怠感とQOLの低下を含めた透析困難症を呈する症例が増加している。高齢透析患者では，食事制限や食欲低下などの影響から，低Alb血症を呈する割合も多い。日本透析医学会統計調査委員会[8]でも，血清Alb濃度，クレアチニン濃度，%クレアチニン産生速度，nPCR（標準化蛋白異化率）がいずれも加齢とともに低下し，75歳以上の高齢透析患者で最も低かったと報告している。こうした症例に対して我々は，Alb漏出量が少ない性能を持つヘモダイアフィルタを選択して補液量を抑えたオンラインHDFを施行することにより，透析困難症状の改善を認めている。透析困難症にオンラインHDFを施行中の低Alb血症を呈する高齢患者に対して，Alb漏出量の経時的な変化が少ない透析濾過膜（図2）へ変更したところ，治療中の血圧が安定した2症例を提示する。

症例1

87歳の男性で，身長146cm・体重39kgと小柄な体格

現病歴	85歳時に腎硬化症のため当院で外来通院透析治療を開始したが，透析治療中の血圧低下と帰宅後の倦怠感を認め，Alb漏出量を抑制した前希釈オンラインHDF治療に変更したところ，症状は緩和した。血清Alb濃度は3.1〜3.2g/dL（BCP改良法）で推移していた。
処　方	透析条件は，透析濾過膜：ABH-15P；旭化成メディカル，前希釈：150mL/min，血流量：250mL/min，透析液量：500mL/min，治療時間：3時間であった。しかし透析治療中の血圧が不安定な傾向と帰宅後の倦怠感は持続していたため，循環動態の安定化を目的に，Alb漏出量の経時的な変化が少ない透析濾過膜FIX-150S eco（ニプロ）へ変更した。

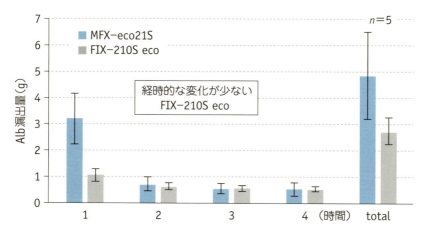

図2　ヘモダイアフィルタの経時的なAlb漏出量
治療条件：後希釈オンラインHDF　血流量 250mL/min，補液量 50mL/min，透析液量 500mL/min，治療時間 4時間
最初の1時間でAlb漏出量全体の6割以上が漏出するMFX-21S ecoに対して，FIX-210S eco（どちらもニプロ）は，4時間にわたりほぼ均等に漏出するという結果であった。

結果は図3に示すように，変更後より治療中の血圧は安定し，帰宅後の倦怠感もなくなり患者本人の満足度も向上した。その後は治療時間を4時間として安定した治療が施行できている。

症例2		81歳の男性で，身長162cm・体重47kgと細身な体格
	現病歴	61歳時に糖尿病のため他院で外来通院透析治療を開始したが，透析治療中の血圧低下と透析瘙痒症を認めたため前希釈オンラインHDF治療に変更したところ，症状は緩和した。血清Alb濃度は2.8～3.0g/dL（BCP改良法）で推移していた。
	処　方	透析条件は，透析濾過膜：ABH-21P；旭化成メディカル，前希釈：200mL/min，血流量：250mL/min，透析液量：500mL/min，治療時間：4時間であった。

経　過　透析瘙痒症は改善したものの，透析治療中の不安定な血圧が持続し，毎回下肢挙上や除水量の減量などの処置を要する状態であった．症例1と同様に透析濾過膜をFIX-210E eco（ニプロ）へ変更したところ，図4に示すように治療中の血圧は安定し，治療中の処置も必要なくなった．

オンラインHDF治療を行っても循環動態が不安定な高齢透析症例には，経時的なAlb漏出量を考慮した透析濾過膜を候補に挙げてもよいかもしれない．

- 症例は87歳の男性，身長146cm，体重39kg
- 85歳時に腎硬化症のため当院で外来通院透析治療を開始
- 血清Alb濃度：3.1〜3.2g/dL（BCP改良法）

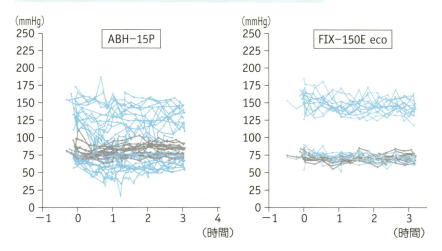

図3　症例1──経時的なAlb漏出量を考慮したヘモダイアフィルタの選択：変更前後4週の血圧

治療条件：前希釈オンラインHDF　血流量 250mL/min，補液量 150mL/min，透析液量 500mL/min，治療時間 3時間

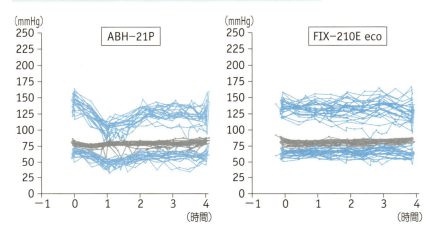

図4 症例2—経時的なAlb漏出量を考慮したヘモダイアフィルタの選択：変更前後6週の血圧
治療条件：前希釈オンラインHDF　血流量 250mL/min，補液量 200mL/min，透析液量 500mL/min，治療時間 4時間

5　おわりに

　オンラインHDF治療においてヘモダイアフィルタを選択する際には，膜性能の特徴を理解するとともに，希釈モードと濾過量・血液流量・患者の体格・治療時間などの条件により，除去性能は大きく変化することに留意する必要がある。今後さらにヘモダイアフィルタの臨床効果に関するエビデンスが構築されることが期待される。

文 献

1) 日本透析医学会統計調査委員会：図説 わが国の慢性透析患者の現況 2016年12月31日現在．2017．
2) Canaud B, et al：Contrib Nephrol. 2011；168：28-38.
3) 川西秀樹，他：日透析医学会誌．2013；46(5)：501-6．
4) Tattersall JE, et al：Nephrol Dial Transplant. 2013；28(3)：542-50.
5) 土田健司：よくわかるシリーズ 透析療法必須知識．武本佳昭，編．東京医学社，2017, p12-7．
6) Yamashita AC, et al：Dialysis Membranes — Physicochemical Structures and Features. Updates in Hemodialysis. Suzuki H, ed. INTECH, 2015, p163-87.
7) 江口 圭，他：臨透析．2013；29(5)：577-82．
8) 日本透析医学会統計調査委員会：図説 わが国の慢性透析患者の現況 2015年12月31日現在．2016．

各論 13 I-HDFの実際と臨床成績

江口　圭

point

- 日本透析医学会の集計では，2016年末のI-HDF患者数は10,728人に上り，ここ数年で急増している。
- I-HDFは少量の逆濾過補充を間欠的に繰り返し，大量濾過を行わず，Alb漏出量を抑え，膜性能と末梢循環を改善させ，溶質除去およびplasma refillingの促進をめざすことを基本コンセプトとしている。
- I-HDFモードを搭載した透析装置が多数販売され，安全かつ簡便に施行可能な環境が整い，最近では個々の患者に合わせた適切なI-HDFプログラムの設定が検討されている。
- I-HDFの適応患者は，心機能不良・末梢動脈疾患・低栄養・高齢者・長期DM患者・血圧低下症例にも拡大し，その臨床効果として溶質除去促進・血圧の安定化・処置回数の減少などが報告されている。
- 今後，I-HDFに関する長期的かつ幅広い臨床データの採取・蓄積が進み，I-HDFの臨床効果および適切な補充条件のパターンなどが明らかにされるだろう。

1 I-HDFとは?

① I-HDFの成り立ち

I-HDFは,2005年頃より臨床研究が開始され,2007年に最初の論文[1]が掲載されて以降,いくつかの改変を繰り返しながら徐々に発展してきた[2]。

特に2013年の日本透析医学会(JSDT)委員会報告[3]を受け,I-HDFはオンラインHDFの一法であると位置づけられた。これにより患者数は急増した。

I-HDFの保険算定条件は,①血液透析濾過器の使用,②専用多用途透析装置の使用,③オンライン透析液水質基準の3要件をともに満足することとされた。

最近の日本透析医学会(JSDT)集計[4]によれば,2016年末のI-HDF施行患者数は10,728人に上り,1万人を突破したとのことである。

② I-HDFの特徴

I-HDFの回路構成を図1に示す。I-HDFは間欠的に少量の補充を繰り返す特徴を有し,①大量濾過を伴わず,②Albの漏出量が少なく,③逆濾過補充により膜性能を回復させ,④その補充液の体内還流によって末梢循環を改善させ,④溶質除去およびplasma refillingの促進をめざすことが基本コンセプトである。

③ I-HDFの適応[5]

近年のI-HDFの対象患者は,臨床状態が安定している症例のみならず,①心機能不良,②末梢動脈疾患(peripheral arterial disease:PAD)合併症例,③低栄養,④高齢者,⑤長期糖尿病(DM)患者,

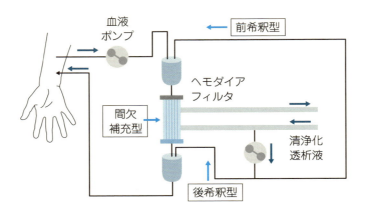

図1 I-HDFの回路構成

⑥血圧変動が大きい患者なども含まれるようになり，個々の患者に合わせた適切なI-HDFプログラムの設定が望まれるようになった。

④I-HDFの補充条件の設定

I-HDFの一般的な補充条件の設定としては，1回補充量：200mL，補充周期：30min，補充速度：150mL/min，初回補充：治療開始30min後，最終補充：治療終了30min前，治療時間4hrのtotal補充量：1,400mL（＝200mL×7回）などの条件下で施行されることが多い。しかし近年では，少量・頻回な補充条件の設定や個々の患者の愁訴に合わせた補充条件の調整が行われるようになった。

これに加えて，最近の試みとしては，通常の前希釈/後希釈型オンラインHDFに間欠補充（I）を組み合せた併用型のI-HDFが試されるようになった。

⑤ I-HDF 専用モード搭載装置

I-HDF専用モードを搭載した多用途透析装置については，過去にジェイ・エム・エスが他社に先駆けて開発し，それ以降他のメーカーからも図2に示すような装置が次々と登場した。これにより安全かつ簡便にI-HDFの施行が可能となった。

各社のI-HDFプログラムには細かな部分で相違点があり，各社で特徴的なプログラムとなっている。I-HDFプログラムの概要と分類を図3に，仕様一覧を表1に示す。

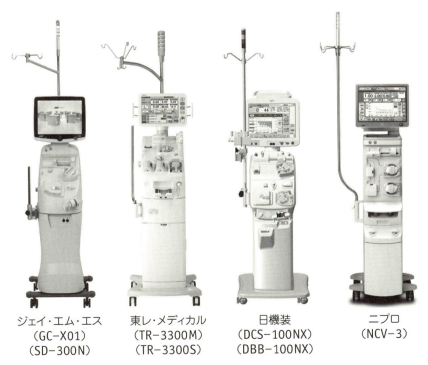

ジェイ・エム・エス　　東レ・メディカル　　日機装　　　　　ニプロ
（GC-X01）　　　　（TR-3300M）　　（DCS-100NX）　（NCV-3）
（SD-300N）　　　　（TR-3300S）　　（DBB-100NX）

図2　I-HDF専用モードを搭載した多用途透析装置　　　（各社より著者へ提供写真）

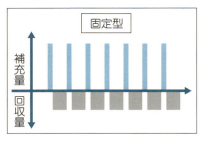
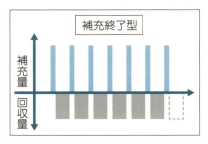
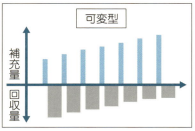

図3 I-HDFプログラムの概要と分類

表1 I-HDFプログラムの仕様一覧

	ジェイ・エム・エス (GC-X01)	東レ・メディカル (TR-3300M)	日機装 (DCS-100NX)	ニプロ (NCV-3)
1回補充量	50～400mL	10～300mL	10～500mL	0～400mL
補充周期/回数	5～120分	2～240分	10～60分	2～12回
補充速度	50～200 mL/min	50～270 mL/min	40～300 mL/min	30～250 mL/min
補充中 (Q_B動作)	可変	可変	ゼロ	可変
補充中 (UFR動作)	ゼロ	ゼロ	ゼロ	ゼロ
併用型 (前・後希釈型＋ 間欠補充)	可能	可能	不可	可能

1) I-HDFプログラムの概要と分類

I-HDFプログラムは，主に①固定型，②補充終了型，③可変型，④併用型に大別され，①固定型は一定の補充とその回収を繰り返す最もシンプルなプログラムである。

一方，②補充終了型は補充量よりも少し多めに回収量を設定し，最終フェーズが補充で終わるように配慮したプログラムである。これは透析終了間際に体重分除水と補充回収分が重なって，高UFR（限外濾過速度）条件となり，それに起因した血圧低下を回避することを目的としたものである。

また，新しく登場した③可変型プログラムは，補充量/回収量をフレキシブルに設定可能で，個々の患者に合わせたI-HDFプログラムがより構築しやすくなった。

これに加えて，④併用型のプログラムも登場し，I-HDFのバリエーション拡大につながっている。

2) I-HDFプログラムの仕様一覧

I-HDFプログラムの仕様としては，各装置とも1回補充量/補充周期/補充速度において，低域から高域まで広範囲に設定可能であり，操作性にも優れている。

すべての装置に共通して，補充中の除水操作は停止するため，過度な補充量/補充回数の設定は，正味の除水時間の短縮をまねき，残り時間内では高UFR条件になるため，バランスの良い補充/回収の条件設定が重要となる。経験的には，1時間の中で補充に要する時間は約3分以内にとどめ，残り時間は本来の体重分除水と補充回収時間に充てたほうがよい。

2 I-HDFの臨床効果に関する主要論文（年代順）

①2009年掲載：I-HDF vs. HDのBV減少および溶質除去に関するクロスオーバー比較[2]

初期の論文で，透析患者17人を対象にI-HDFとHDをクロスオーバーで比較し，I-HDFの基本的な臨床効果を溶質除去の観点から検討したものである．図4[2]に示すように，I-HDFはHDに比べ，①循

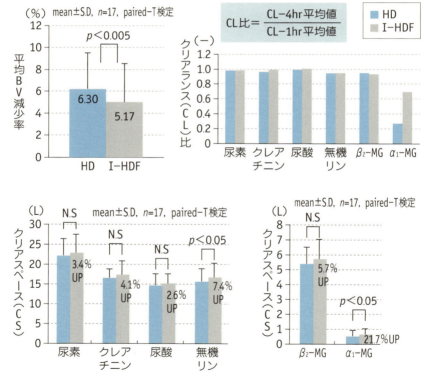

図4　I-HDF vs. HDのBV減少および溶質除去に関するクロスオーバー比較

（文献2より改変）

環血液量（BV）減少率が有意に緩徐であり，②無機リンとα_1-MGのクリアスペース（CS）が有意に高値となり，③α_1-MGのクリアランス（CL）が低下しにくいという結果が示された．

② 2015年掲載：I-HDF vs. 前希釈型オンラインHDFの溶質除去および臨床効果に関する群間比較[5]

HD患者36人を前希釈型オンラインHDFとI-HDFの2群にマッチングさせて振り分け，その後6カ月間各々の治療を継続するという前向き群間比較研究である．図5[5]に示すように，両群とも長期的な治療の継続に伴い収縮期血圧が安定化する傾向が見受けられ，処置発生率は有意に減少する傾向が示された．

溶質除去については，置換液量が圧倒的に多い前希釈型オンラインHDFのほうが，β_2-MGのCSおよびAlb漏出量ともに有意に高値であった．一方，α_1-MGのCSには有意な差は認められなかった．

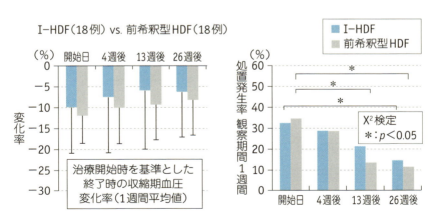

図5　I-HDF vs. 前希釈型オンラインHDFの溶質除去および臨床効果に関する群間比較
（文献5より改変）

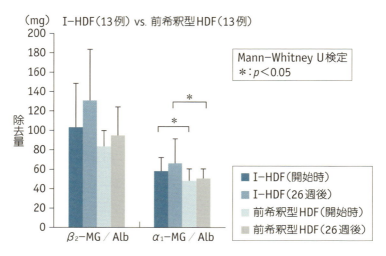

図6 Alb 1g漏出量当たりの低分子量蛋白除去量

I-HDFは置換液量が少量であるため，過度なAlb漏出が生じにくく，Alb 1g漏出量当たりのβ_2-MGおよびα_1-MG除去量を算出すると，図6に示すように，I-HDFのほうが前希釈型OL-HDFを上回る結果が示され，その優れた分画分離性能が確認されている。

③2015年掲載：I-HDF vs. HDの長期的な臨床効果に関する群間比較[6]

ある透析施設において1年間という長期にわたり，I-HDF患者87人とHD患者79人を後ろ向きに群間比較した研究である。

この報告では，I-HDFはHDに比べ，①透析終了時および治療中の最下降時収縮期血圧が高値であり，②昇圧薬投与に関連した処置回数の有意な減少が認められた。

④ 2017年掲載：I-HDF vs. HDの臨床効果に関するクロスオーバー比較[7]

透析中に血圧低下傾向である透析患者77人を対象に，I-HDFとHDを4週間のクロスオーバーで比較した研究である。本研究では，I-HDFはHDに比べ，①処置介入の頻度が著明に減少し，②透析中の収縮期血圧の上昇および頻脈の抑制効果があり，過剰な交感神経刺激を抑えることができたと報告されている。

しかし，I-HDFは特に高齢者や透析間の体重増加が多い患者に有効ではあったものの，I-HDF施行による悪化6例を含む9例がドロップアウトし，I-HDFはいまだ改良の余地があると付け加えられている。

3 I-HDFの条件設定のための指標

I-HDFの適切な条件設定を目的に，種々のモニタリング機器が整備され，その活用が拡大している。たとえば，①BVモニタ，②レーザ血流計，③補充連動―自動血圧測定法などが挙げられ，I-HDFの条件設定・プログラム改訂・臨床効果判定などの指標に使われている。

ここでI-HDF施行時に，①BVモニタと②レーザ血流計を併用した1例を図7[2]に示す。図7では，間欠補充に伴うBV変動と末梢循環の改善が同期した形で観察されている。

① BVモニタ

BVモニタ（BV計，BLM，BMS，CRIT-LINE®など）は，既に多くの透析装置に装備されており，患者個々に設定された1回補充量ごとのBV変動幅を監視できるようになった。過去の経験から，BV変動幅は5％程度に調整されることが多く，それを超える過剰なBV変動は，

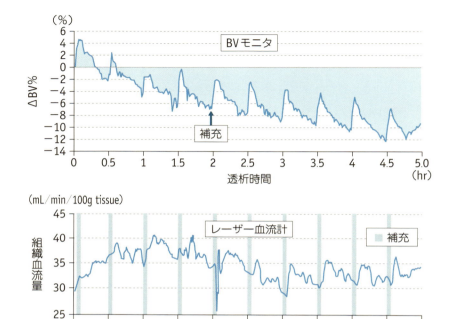

図7 I-HDF施行時のBVモニタとレーザ血流計の併用例

(文献2より改変)

逆に血圧低下につながることもある。特に患者の体格が小さく、補充量が相対的に多い場合には、その傾向が強く生じやすく血圧低下が懸念される。

② レーザ血流計

レーザ血流計(ポケットLDF®など)が臨床導入され、間欠補充時の末梢循環の改善度が組織血流量の変化として確認できるようになった。過去の文献[1]では間欠補充時に、①末梢循環が改善する群と②改

善しない群が存在し、①改善する群では溶質除去（CS）の増加が認められるものの、②改善しない群ではCSの増加に乏しく、むしろ血圧が上昇傾向であることが報告されている。この相違は、補充に対する血管の反応性、すなわち細動脈が拡張しやすいか／否かという動脈硬化の進行度の違いを反映しているものと推察されている。

③ 補充連動 ― 自動血圧測定法

補充に連動した自動血圧測定法は、間欠補充時の血圧変動を自動監視するためのプログラムである。すなわち、患者別に見た補充後の血圧反応の相違を評価することができる。おおまかな傾向としては、①収縮期血圧がほとんど上昇しない群、②収縮期血圧が20～30mmHg程度上昇する群、③収縮期血圧が50mmHgを超えて上昇する群に大別され、DM群や動脈硬化が進行している症例ほど、血圧上昇幅が大きくなると推察している。このような場合、症例によっては1回補充量の減量も考慮しなければならない。

4　これからのI-HDF

今後、I-HDF研究会などを中心に長期的かつ幅広い臨床データの採取・蓄積が進み、I-HDFの臨床効果はさらに明らかにされるだろう。

たとえば、①どのような患者群に有効なのか？、②個々の患者に適切な補充条件の設定法は？、③愁訴別の補充条件のパターンはあるのか？　など、I-HDFの適切な条件設定に向けた研究がますます加速していくものと思われる。

文 献

1) 江口 圭, 他:日透析医学会誌. 2007;40(9):769-74.
2) 江口 圭, 他:日透析医学会誌. 2009;42(9):695-703.
3) 川西秀樹, 他:日透析医学会誌. 2013;46(5):501-6.
4) 日本透析医学会統計調査委員会:図説 わが国の慢性透析療法の現況 2017年12月31日現在. 2017, p25.
   [https://docs.jsdt.or.jp/overview/pdf2017/p025.pdf]
5) 峰島三千男, 他:日透析医学会誌. 2015;48(6):351-60.
6) 久保 司, 他:臨透析. 2015;31(11):1421-5.
7) Koda, Y, et al:Clin Exp Nephrol. 2017;21(2):324-32.

各論 14 オンラインHDFの透析関連症候への効果

櫻井健治, 齋藤　毅

point
- HDFの主たる目的は，低分子量蛋白（LMWP）領域の尿毒素を濾過と拡散で効率よく除去することである。
- 透析関連症状の治療には高効率のHDFが有効で，まずはβ_2-MG除去率80％，α_1-MG除去率35％を設定条件とする。治療効果が思わしくない場合には順次除去効率を上げて行く。
- 除去効率を上げるに従ってAlb漏出量も増加する。そのために，Alb漏出量が許容できる範囲でα_1-MGレベルの最大の除去が最終の治療目標となる。
- 前希釈HDF，後希釈HDFのそれぞれの特徴を理解し，それぞれの治療目的に合った最適のヘモダイアフィルタを選択することが肝要である。

1 はじめに

2016年，菊地らは日本透析医学会（JSDT）のデータベースを解析して前希釈オンラインHDFの生命予後に与える影響を検討し，置換液量（Vs）40L/session以上の前希釈HDFはHDおよび低置換液量前希釈HDFよりも透析患者の生命予後が良好なことを報告した[1]。

そして，この成績は低分子量蛋白（low molecular weight protein：LMWP）領域の溶質除去の良さと前希釈HDFの生体適合性の良さに起因していると推論した。

我々は，前・後希釈HDFの生体適合性の検討から前希釈HDFの優位性を報告した[2]。しかし，前希釈HDFであってもObserved Inlet Q_B（見かけの入口血流量）が高い場合には，壁ずり応力が増大し血小板の過度な活性化が起こるためにその生体適合性の良さが減弱する可能性があることを報告した[3]。なお，前希釈HDFのObserved Inlet Q_Bは，総血液流量＝Q_B（血流量）＋Q_S（置換液流量）となる。また，Stegmayrら[4]は高血流（300mL/min以上）に伴い回路のエアトラップなどで生じた微小気泡が，血流に乗り脳を含む全身の組織に運ばれ，局所で害作用を起こし生命予後に悪影響を与える可能性を指摘している。

上記の報告をふまえながら前希釈HDFの透析関連症候への効果について我々の成績を中心に述べる。

2　各病態での前希釈HDFの治療条件の設定

①不定愁訴の改善

食欲の低下，イライラ感，活力の低下，睡眠障害，透析後の疲労感，関節痛，かゆみ，下肢が重い，などの不定愁訴は，透析患者にしばしば認められて患者のQOLを落とす原因となっている。これらの不定愁訴に対しては，HD患者であればHDFへの変更，HDF患者であればとHDF条件をより高効率に変更することによって，1～4週間以内に症状の改善が期待できる。効果が早期に認められることもしばしばで，HDF変更後の数回目の治療時に患者が自覚症状の改善・消失を報

告してくれる場合がある。「かゆみが消えた」「足が軽くなり歩行が楽になった」「透析終了後の活力が違う」などの言葉で表現してくれる。

治療条件設定の目標値は，β_2-MG除去率80％以上，α_1-MG除去率30％，Alb漏出量2〜5gとする。ハイスペックヘモダイアフィルタ使用で40L前希釈HDFをQ_B250mL/min，4時間で施行する（**表1**）。2週間同一条件で施行して効果がなければ，VsおよびQ_Bの増大あるいはヘモダイアフィルタを変更してより高効率のHDFをする。

次に示す2症例はⅡb型ダイアライザ使用のHDからの変更であったが，LMWPの除去効率が上昇したことが不定愁訴の改善に寄与したと考えられた（**図1**）。

表1 ハイスペックヘモダイアフィルタのβ_2-MGとAlbのふるい係数

名　称	製造販売元	ふるい係数	
		β_2-MG	Alb
GDF	日機装	0.87	0.03
MFX-S	ニプロ	1.13	0.01
MFX-U		0.91	0.01
FIX-S		0.93	0.01
FIX-U		1.05	0.02
TDF-PV	東レ・メディカル		0.029以下
NVF-P			0.012
ABH-PA	旭化成メディカル	0.78	0.01以下

（各社のカタログより抜粋，測定方法はカタログ参照）

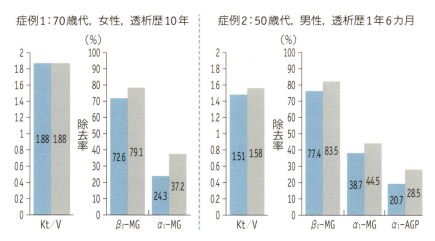

図1　不定愁訴改善前後の除去効率の比較

症例1	70歳代，女性
透析歴	10年
経　過	安定状態であったが，FDZ-21のHDからMFX-21Ueco使用の40L前希釈HDF（Q$_B$250mL/minで不変）へ変更した。変更後4週間後頃より睡眠状態が良好となり（夜間覚醒回数半減），食欲も増進した。また，肌の保湿状態が良くなりかゆみも消失した。

症例2	50歳代，男性
透析歴	1年6カ月
経　過	安定状態であったが，FDZ-19のHDからGDF-21使用の40L前希釈HDF（Q$_B$260mL/minで不変）へ変更した。変更後2週間で患者が感じていた不定愁訴（食欲・活力の低下，睡眠障害，透析後の疲労感，かゆみ）がすべて消失しQOLは著しく改善した。

② HDから前希釈HDFに変更した際の健康関連QOLの変化

　安定維持透析患者22人（男性16人，女性6人，平均年齢53.8±12.3歳，平均透析歴9.3±8.2年）をHDから前希釈HDFに変更し，治療方法変更後6カ月間の健康関連QOLの変化をSF-8™で評価した。8項目の下位尺度のスコアは上昇し（図2），各下位尺度から計算される精神的サマリースコアは有意の上昇，身体的サマリースコアも上昇傾向を示した。この観察期間中，Kt/Vは変化がなかったがβ_2-MGおよびα_1-MGの除去率は有意に上昇しているので，LMWP領域溶質の積極的な除去が健康関連QOLの改善に寄与したと考えられた（図3）。また，前希釈HDFによる炎症状態の低減効果も関与した可能性が推定できた。

③ 透析アミロイド症の治療

　透析アミロイド症（dialysis amyloidosis：DA）に合併する症状の治療の際は，β_2-MG除去率80％以上，α_1-MG除去率35〜40％，Alb漏出量3〜6gの高効率HDFとする。DAの合併例は多くは20年以上の長期透析患者で発症し，低Alb血症が認められることが少なくない。DAの治療には高効率HDFの継続が必須なのでAlb漏出量と血清Alb値の変化には特に注意する。Alb値が3.6g/dL以上であれば，Alb漏出量に神経質にならずにGDF，FIX-UあるいはMFX-Uで50〜60LのHDFを施行する。Alb値3.5〜3.2g/dLまでは上記からVsを10Lほど減少させた条件のHDFとしAlb漏出量4g以下を目安として施行する。Alb値3.2g/dL以下のときは，Alb漏出量2g前後を目安としてヘモダイアフィルタの選択を行い，α_1-MG除去率30％を目標としたHDF条件を設定する。

　症状の改善が得られない場合，なお悪化してQOLを落としている

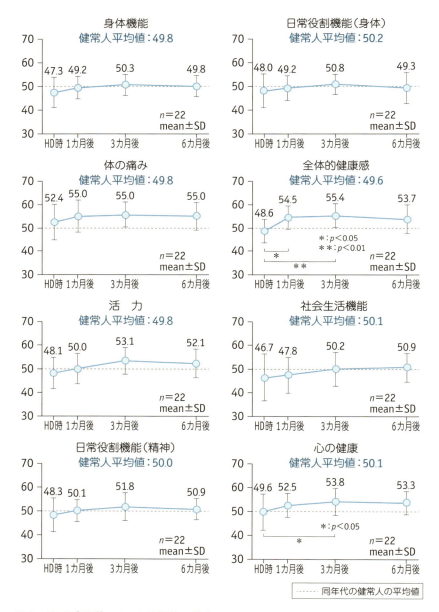

図2　HDF変更後のSF-8評価値の推移

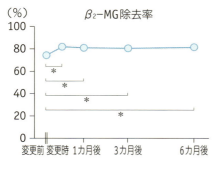
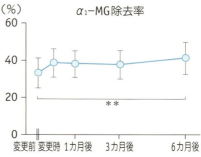
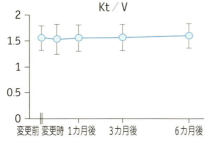

$n=22$, mean±SD
*：$p<0.001$，**：$p<0.01$

図3 HDF変更後の除去効率の推移
〔2017年日本HDF研究会 発表，HDから前希釈オンラインHDFへの変更後のQOLの変化について—SF-8（short form-8）を用いた6カ月の検討—，橋本クリニック〕

場合には，QOLの改善を第一と考えてVsを上げた高効率HDFに変更して継続する。その場合には，アミノ酸製剤の投与が必要となる〔経口アミノ酸なら毎日，透析中のDIV（経静脈投与）のアミノ酸では週2～3回〕。通常の食事に加えて補食（栄養機能食品）などで摂取エネルギーを30kcal/kg前後に保つことができればアミノ酸製剤投与の効果が期待できる。また，透析中のアミノ酸損失量を減少させるために，前希釈HDFの総透析流量を450mL/minとして，実透析液流量を200～250mL/minにしてLMWPの除去を維持したまま小分子物質の除去効率を落とすなどの配慮も必要である。

症例3	60歳代,男性
	透析歴　　30年

透析歴30年で15年前にHDFを開始した。ここ数年Alb値が3.1〜3.5g/dLと低値であったが,DAの症状の軽減のためにMFX-21Uecoで32〜50L/sessionの4時間前希釈HDF(Alb漏出量3.0〜5.5g)を続けていた($α_1$-MG除去率33〜42%,拳をつくることも可能であった)。XX年3月15日,Alb漏出を抑えAlb値を上げることを目的としABH-21P使用の40L前希釈HDFに変更した。変更直後の検査では,$β_2$-MG除去率・除去量が74%・180mg,$α_1$-MG除去率・除去量が22%・87mgそしてAlb漏出量は1.5gであった。しかし,変更後3週間ほどで指の動きが悪くなり,手が握れなくなりピンチ力も低下した(4月15日)。そこで,FIX-210Seco使用の70L前希釈HDFに変更し,$α_1$-MG除去率35%以上のHDFを続けたところ2週間で手指のしびれと肩関節痛は消失し,ピンチ力も改善し手が握れるようになった(図4)。その後も高効率HDFを続けることによって7月にはピンチ力も年初の値以上に回復し(11.3→12.7lbs),10月後半から$α_1$-MG除去率40%以上の条件にしたところより拳が強くつくれるようになりピンチ力も上昇した。

④ レストレスレッグス症候群(RLS)の治療

　　RLSは一次性(特発性)と二次性(症候性)に大別されているが,発現メカニズムはどちらの場合も完全には解明されていない。RLSは診断基準がしっかり確立しているのでその5つの条件を満たしたときに診断が確定する。足が重い,足に違和感があるなどの愁訴はRLSとは言えずに,不定愁訴のひとつと考えるべきである。

　　二次性RLSの代表とも言える腎不全患者にみられるRLSの原因物質は,中・大分子量尿毒素と推定されているがいまだ同定されていない。我々は,RLSは$α_1$-MG除去率35%では軽減すれども治癒はせず,その除去率40%のHDF治療を続けることによって治療可能であることを報告した(図5)[5]。高効率HDFを継続していても治療効果が上がらないときは,除去率と除去量が乖離していることが考えられるので$α_1$-MG除

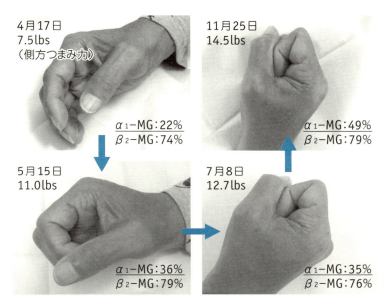

図4 症例 3：ピンチ力(lb)，除去率，手の状態の推移

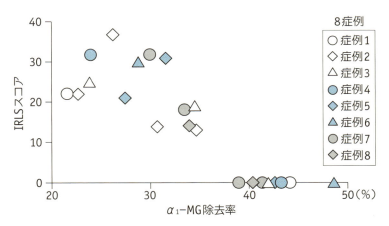

図5 IRLSスコアとα_1-MG除去率との関係

（文献5より引用）

去量も検討してみる。$α_1$-MG除去量180mg，可能なら200mgを目標値として治療条件を設定する。また，蛋白結合型尿毒素のあるものが症状の発現に関与している可能性もあるので，難治性RLSでは6〜8gのAlb漏出が起こるような治療条件でHDFを継続する。RLSが治癒したら条件をゆるめることができるので，Alb値に留意しつつも最初から高効率HDFを施行することが治療期間を短縮させるポイントである。

具体的な条件としては，GDFを使用した50〜60L前希釈HDFで治療を開始し症状の軽減とともにHDF条件をゆるめる。あるいはMFX-Uを使用した60L前希釈HDFで治療を開始し，効果がなければ条件を上げる。

症例4

50歳代，女性

透析歴　12年

FDY-180GW使用の前希釈HDFで安定していたが，2010年（HDFが医療保険の適用になった際に，適用疾患でなかったためHDに変更した。$α_1$-MG除去率はHDF時が39.1％，HD時が29.9％で，HD変更後に$α_1$-MG除去率は10ポイント低下した。HDへ変更後約1カ月でRLSが発症し，IRLSスコア（国際RLS重症度評価スコア）が32で最重症であった。ダイアライザの変更，透析時間の延長（4時間から4時間半）などで徐々に症状は軽減したが治癒することはなく，肩・関節痛も出現した。そのためDAと診断し，50L前希釈HDFに変更したところ2週間後にRLSは治癒した。そのときの$α_1$-MG除去率は41.9％であった（図6）。このエピソードの期間中の$β_2$-MG除去率の変化は軽微で，症状と相関しなかった。

その6年後の6月，高効率HDFを施行していたがRLSが再発した。IRLSスコアは28と重症で，MFX-19U使用の60L前希釈HDF（Q_B 250mL/min）からVsを65Lへ，透析時間を4.5時間へ変更した。しかし，症状の変化がなかったので，すぐにGDF-21使用の50L前希釈HDFへ変更した。Vsを増加させながら$α_1$-MG除去率を40％以上の治療を続けたところRLSは約1カ月で治癒した。しかしながら，Alb漏出量の増加に伴いAlb値が低下してきたため7月15日からVsを45Lとした（図7）。

1カ月間RLSが再発しないことを確かめ，Alb値が低値（3.4g/dL前後）と

なっていたので9月16日にFIX-210Sに変更した。9月下旬にRLSが再発したがVsを増加してHDF条件を上げたところ1週間で症状は消失した。その後Alb漏出量を3gに抑えたHDF治療の継続でAlb値は上昇し，RLSの再発もなかった。

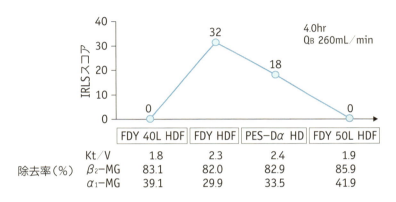

図6　症例4：50歳代，女性，RLSの経過

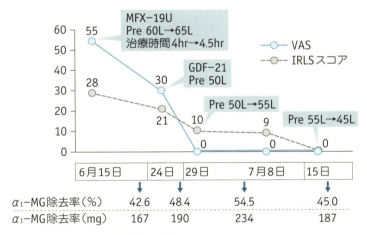

図7　症例4：RLSの再発後の経過

症例5	40歳代，男性
	透析歴　4年

HDで安定していたが透析開始2年目で初回のRLSが発症し，そのときの$α_1$-MG除去率は23.8%であった。前希釈HDFに変更し$α_1$-MG除去率が上がるにつれ，IRLSスコアは低下し$α_1$-MG除去率41.5%・除去量240mgのHDFでRLSが消失した。

その後，MFX-25U使用の64L前希釈HDF（Q_B250mL/min，治療時間4時間）を続けていたが，翌年の6月RLSが再発した。MFX-Uの性能が落ちていて，この条件で30%前後の$α_1$-MG除去率であった。MFX-25U使用のまま治療条件を強化したが，$α_1$-MG除去率35%以上の効率が得られないために後希釈HDFに変更した。しかし，20Lの後希釈HDFでも，$α_1$-MG除去率は35%で症状は軽減したが治癒には至らなかった。そのために一時的にFDY-GW使用の前希釈HDFに変更した。Alb漏出量は過度となったが，$α_1$-MG除去率40%以上が得られRLSは治癒しGDFへ変更後も再発はなかった（図8）。

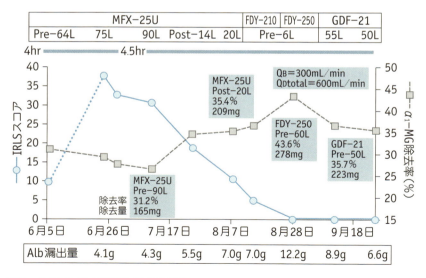

図8　症例5：除去効率とRLSの経過

⑤ 瘙痒症の治療

　本書の各論16に詳細な記述があるので，本項では簡単に述べる。皮膚瘙痒症は骨・関節痛の起因尿毒素よりも小さな物質で起こると考えられているので適切なスキンケアをしながら，β_2-MG除去率80％以上，α_1-MG除去率30～35％のHDFを施行する。また，ポリビニルピロリドン（PVP）およびビスフェノールA（BPA）フリーのATA膜のFIX-Secoがかゆみの治療に効果ありとの報告[6]もあるので使用してみる。しかし，頑固で重症の瘙痒症には中分子量尿毒素，Alb結合毒素が症状の悪化に関与することも考えられるのでRLS治療並みの高効率HDFとする。

症例6

60歳代，男性

透析歴　1年未満

透析開始後すぐに当院へ転院。前医からかゆみが強いとの情報提供があり，抗ヒスタミン薬2剤が投与されていた。当初はAlb値が低値だったためにABH-P使用の前希釈HDFで治療したが，徐々にAlb値が上昇したのでFIX-Sに変更したところ瘙痒症は改善していった。8月に脳梗塞を発症し，約1カ月入院治療となってその期間はHDに戻った。退院後の9月下旬より瘙痒症は強くなり，10月19日にかゆみのVerbal rating scale（VAS）値は100であると訴えてきた。そこでGDFに変更し，α_1-MG除去率40％以上の高効率HDFを続けたところ約3週間でかゆみは消失し睡眠もとれるようになった。抗ヒスタミン薬も中止できた（図9）。

3　HDFの治療条件の設定時の留意点と今後の展望

　前希釈HDFではObserved Inlet Q_Bを500mL/min前後以下にするような条件設定とする。そうすることによって線速度の過度の上昇で起こる血小板の活性化を低減することができ，生体適合性が良

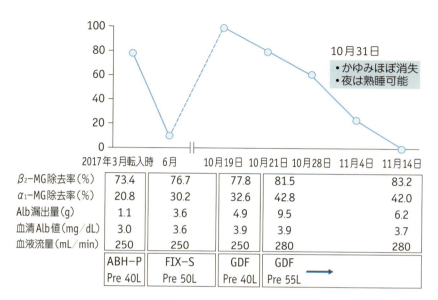

図9　症例6:瘙痒症の治療経過

いという前希釈HDFの利点が生きてくる(図10)。よって，高効率HDFをする際には，Q_B 250〜300mL/min，Vsが200〜240mL/minの条件で目的の除去性能を得ることが可能なハイスペックヘモダイアフィルタの使用を推奨する。

　後希釈HDFは溶質除去性能には優れているが，Alb漏出量の制御が困難，高血流が必要(濾過分率を下げるため)，アミノ酸の損失が大きい，生体適合性がやや劣る，などの理由で現在では日本での施行頻度は低い。しかし，最近の進歩したヘモダイアフィルタ(たとえばATA膜使用のFIX-S)を使用した後希釈HDFでは，Q_B 250〜300mL/min，Vs12L/sessionで$α_1$-MG除去率35〜40%が得られ，Alb漏出量5g/session以下，Albと$α_1$-MGの分離除去能も前希釈HDFと大差ない結果が得られるようになった(図11)。

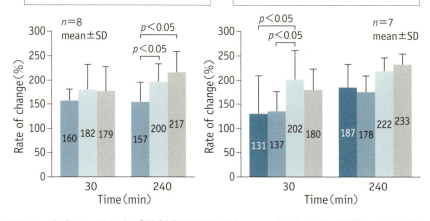

図10 治療モードおよび前希釈HDFのObserved Inlet Q_Bの違いにおけるCD62Pの変化

CD62Pは血小板の細胞表面マーカーで，血小板が活性化されるとその発現率は増加する。高効率HDF（β_2-MG除去率80%，α_1-MG除去率35%）をした場合には前希釈モード，後希釈モード間でCD62Pの発現率の変化率に有意差はない。しかし，前希釈HDFでは，Observed Inlet Q_Bが高くなると発現率の変化率は上昇し血小板の活性化率は上昇する。
(ERA-EDTA2016発表，comparison of the effects of pre- and post-dilution on-line hemodiafiltration on the cell surface and other inflammatory markers，橋本クリニック)

　　　　前希釈HDFと後希釈HDFで同程度のLMWPの除去効率であった場合には両モード間で治療上の優劣はないと思われるが，その点を検討した報告はない。ヨーロッパでは高血流（300〜400mL/min）で後希釈HDF（Vsは30L前後）がなされるために，Stegmayrらの指摘が現実の心配となってくるが，日本の進歩したヘモダイアフィルタ使用ではそこまで血流を上げなくてもより少ないVsで効率の良い後希釈HDFが可能である。治療の選択肢が広がるので今後の後希釈HDF用ヘモダイアフィルタのさらなる進歩を期待したい。

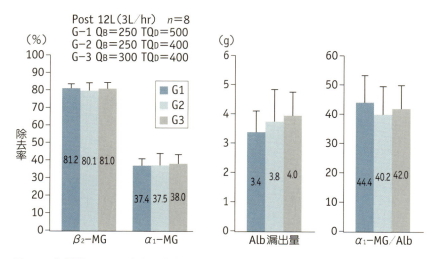

図11 後希釈HDFの除去効率（FIX-210Seco使用）
（2018年HDF研究会 発表，オンラインHDFの評価−3 Post-HDFの最適条件，橋本クリニック）

4 おわりに

　透析関連症候の治療には高効率HDFが有効である．本稿では前希釈HDFでの治療条件を主に述べてきたが，今後は適切な条件でなされた前希釈HDFと後希釈HDFの治療モード別の臨床効果の優劣の検討が必要になると思われる．

文 献

1) 菊地 勘，他：日透析医学会誌．2016；49(Suppl. 1)：350．
2) Sakurai K, et al：J Artif Organs. 2013；16(3)：316-21．
3) Sakurai K, et al：Nephrol Dial Transplant. 2016；31(Suppl.1)：i493．
4) Forsberg U, et al：Nephrol Dial Transplant. 2010；25(8)：2691-5．
5) Sakurai K：Blood Purif. 2013；35(Suppl.1)：64-8．
6) 高橋直子，他：腎と透析．2015；79(別冊 ハイパーフォーマンスメンブレン'15)：117-9．

各論 15 オンラインHDFの透析低血圧への効果とその治療条件

小川智也, 田山陽資

point
- オンラインHDFは, 保険収載に至るまで多大な取り組みをして認められた治療法である。
- オンラインHDFの適応疾患はHDの適応に準じている。
- 透析低血圧へのオンラインHDFの効果は症例報告として多数報告があるが, オンラインHDFさえ行えば全て解決するものではない。
- 海外では後希釈による評価が多いが, 日本では前希釈による多施設臨床研究によって臨床評価を進めているところである。

1 はじめに

2010年の診療報酬改定で透析液水質加算が認められた。そして, 2012年に通常の「人工臓器」とは別に『慢性維持透析濾過（複雑なもの）をおこなった場合』と項目が作られ, ①「月1回以上水質検査を実施し, 関連学会（透析医学会または, 臨床工学技士会）から示されている基準を満たした血液透析濾過用の置換液を作成し, 使用していること」, ②「透析機器安全管理委員会を設置し, その責任者として専任の医師または専任の臨床工学技士が1名以上配置されていること」, ③「専用の装置, 専用のヘモダイアフィルタを使用すること」で, よう

やくオンラインHDFが認められた。その際には，特定の症状を有する等の条件が付帯しなかったことも大きな前進と言えるだろう（注：2018年診療報酬改定で加算の扱いになってしまった）。

わが国におけるHDF治療を振り返ってみると，1977年に太田らによってhemodiafiltration装置の開発と臨床使用を報告されたのをきっかけに[1]，新里らによってpush & pull（P/P）HDFが報告[2]され発展していった。1993年に九州HDF検討会，1995年にはHDF研究会が発足して様々な研究がなされていった。その後Acetate Free Bio-Filtration（AFBF）が保険で認可をされた。そして，2010年の診療報酬改定につながる。

「慢性維持透析濾過（複雑なもの）」（オンラインHDF）が保険収載されて以降，透析治療におけるオンラインHDFの割合が急激に増加している。2018年現在では推計ではあるが10万人を越える患者に対してオンラインHDFが行われていると考えられている（**図1**）。このようにわが国におけるオンラインHDF治療の役割は大きくなってきている。

2　わが国でのオンラインHDFの現状

HDF治療が開始された1980年代のダイアライザの性能は現在のように高性能なフィルターが存在せず，β_2-MGの除去を主目的に行われていた。1990年に入り，合成高分子膜いわゆるポリスルホン膜が上市されたことをきっかけにして，通常のHDでもβ_2-MG除去率70％を越えるフィルターの使用が多くなっていった。そのような中，より明確に中大分子除去をフォーカスするために，川西は，HDF治療における置換液量は，5L/session以上と定義をした[3]。この中で，ダイアライザ区分の旧Ⅳ型，Ⅴ型におけるHD治療では，内部濾過促進型透析

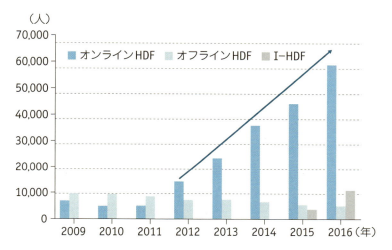

図1　わが国のHDF患者数の推移

統計調査結果は日本透析医学会により提供されたものであるが，結果の利用，解析，結果および解釈は発表者・著者が独自に行っているものであり，同会の考えを反映するものではない。

（総論3図1再掲）

(internal filtration enhanced hemodialysis：IFEHD)がおこり，5L以上/sessionの内部濾過が得られていると論じている。このようにわが国においてHDでもHDF治療と同じだけの治療効果は得られていると考える。

　オンラインHDFの95％以上が前希釈オンラインHDFであり，平均の置換液量は40L/sessionである。大量液置換とされている60L/session以上での前希釈オンラインHDFも10％以上あり，幅広い前希釈オンラインHDF治療がなされている（図2）。2013年の透析医学会統計調査によるとHDF施行理由として，オフラインHDFの40％以上，オンラインHDFの15％以上が透析低血圧症（透析困難症）としている（図3）。2013年以降HDF施行理由の調査は行われていないが，透析患者の高齢化も進んだ現状をふまえると透析低血圧症例に対

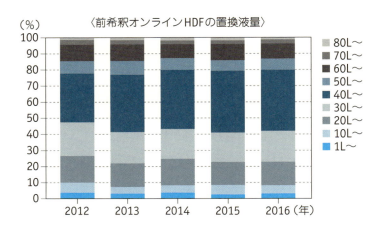

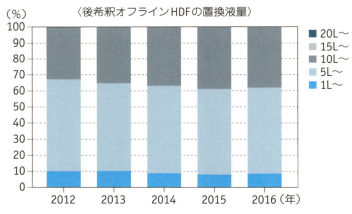

図2　HDFの置換液量の変遷

統計調査結果は日本透析医学会により提供されたものであるが，結果の利用，解析，結果および解釈は発表者・著者が独自に行っているものであり，同会の考えを反映するものではない。

（総論3図2再掲）

する対策としてオンラインHDFが多く施行されていると考える。

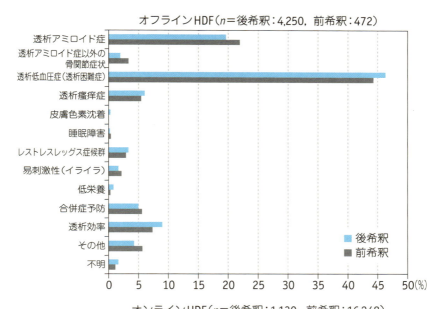
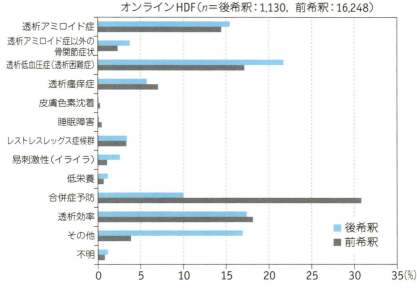

図3 2013年末の慢性透析患者におけるHDFを選択する理由　　（総論3図3再掲）

3 透析低血圧におけるオンラインHDFの役割

① 海外における報告

オンラインHDFにおける透析低血圧症の予防機序としては，いまだにわかっていないのが現状である．しかし，海外からの報告がいくつかある．

イタリアのLocatelliら[4]によるItalianスタディによると，HDに比べて，オンラインHFやオンラインHDFのほうが，透析低血圧症を起こしにくいとの報告がなされている．HDでは7.1%→7.9%と増加しているが，HFでは9.8%→8.0%，オンラインHDFでは10.6%→5.2%と減少している（図4）．

また，Maduellらは，ESHOLスタディにおいて後希釈オンラインHDFでは，透析低血圧症例が28%減少したと報告している[5]．

しかし，これらはすべて海外の報告であり，オンラインHDFの方

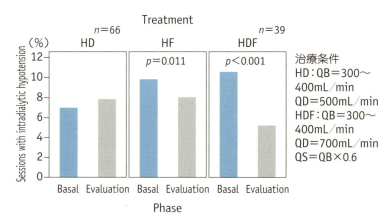

図4　透析低血圧頻度　　　　　　　　　　　　　　　　　（文献4より引用）

法についても，海外では後希釈方式が多く，逆に日本では前希釈方式が主流である点が大きく異なっている。そのため，先般，日本HDF研究会が中心となり，医師主導型の臨床研究として「オンラインHDFにおける希釈モードが透析中の血行動態に与える影響（EDOIDEA研究）」が行われ，現在解析が進められているところである。

② Gibbs-Donnan効果

現在，透析低血圧症におけるオンラインHDFの効果としてGibbs-Donnan効果が検討されている。このGibbs-Donnan効果とは，透析膜を介して拡散されるべき電解質，主にNa^+が主にAlbなどによって血液側にとどまることによる血圧安定効果のことである。HDと比べてオンラインHDFでは，透析液に含まれるNa^+が直接血液に触れるので，このGibbs-Donnan効果が発揮されやすいと考えられている[6]（図5）。その他にも前希釈オンラインHDFでは，置換液により尿素やクレアチニンなどの尿毒素物質の除去率・除去量が減少することによる透析不均衡症候群の発生抑制の効果などが考えられている。

このようにまだまだオンラインHDFの治療機序は解明されていない。

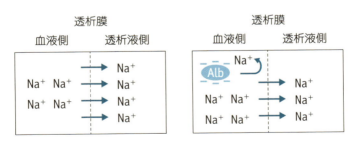

図5　Gibbs-Donnan効果
血液中にはAlb^-が存在するため，イオン平衡が崩れてNa^+分布に偏りが生ずる。

4　透析低血圧への実際の対応

　患者の状態に合わせた治療条件設定が重要である。

　疾病が原因で栄養状態不良に陥っている透析低血圧症例に対し，置換液量を多くとることは逆効果と考えている．このような場合には，一度血流量や総透析液流量を減らしたり，あるいはHDのモードで，状態が快方に向かうのかどうかを見きわめるようにしている．その結果としてかえって透析不足が目立ってくる際には，言うまでもなくできるだけ多くの置換液量を取るように設定している．この場合はフィルターの選択が悩ましいが，筆者はまずはAlbの漏出を抑えるようにし，栄養状態が上向きだしたらある程度のAlb漏出も考慮している．少なくとも透析低血圧予防のためにフィルターの面積を小さくすることはとても愚かな判断であることは再確認しておきたい．

症例	52歳，男性
透析歴	7年11カ月（95カ月）
現病歴	アルコール性肝硬変，糖尿病，著明な動脈硬化症などで，血液透析施行中．最近は，ドプス®100mg 2錠，リズミック® 2錠，メトリジン® 4錠，透析中にエホチール持続静注を使用していたが透析困難状態であった．
身体所見	身長170cm，Dry weight（DW）58.7kg，BMI20.3（標準体重63.6kg）．大量腹水貯留（腹満：++）．末梢浮腫あり（ECW/TBW：0.413．右下肢第1, 2指切断後．

　透析条件は，変更前は以下の通りだった．

　HD：3.5時間，透析膜：NF-2.1H（PMMA膜），Q_B：250mL/min，Q_D：500mL/min，DW：61kg，KT/V：1.13．

また，浄化記録を図6に示す。

透析困難状態の打開，循環動態の安定と栄養状態向上を目指して，HDからオンラインHDFに変更した。変更後の透析条件は以下の通りである。

前希釈On-line HDF：3.5時間（～4時間）。透析膜：ABH-21。Q_B：250mL/min，Total Q_D：500mL/min（Q_D：300mL/min，Q_S：200mL/min）。

また，浄化記録を図7に示す。

小分子除去減少，Na負荷（Gibbs-Donnan効果）による血圧上昇に期待し，HDから前希釈オンラインHDFに変更した症例である。この症例は肝合成能も低下していることが予想されたので，Alb漏出を抑えながらも，オンラインHDFを継続することで，食事量増加を考慮した栄養状態改善も期待した治療方法へと変更をした。

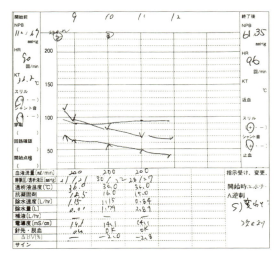

【血圧推移】
開始時：112/67mmHg
HD中：70～90mmHg前後
終了時：61/35mmHg

△BW：+4.8kg（中2日あき）
→DWの約7％

図6　浄化記録（ある1日を抜粋）

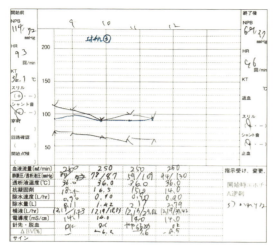

図7 オンラインHDFに変更した日

【血圧推移】
開始時：114/72mmHg
HD中：90〜100mmHg前後
終了時：94/60mmHg

ΔBW：＋3.4kg（中2日あき）

5 まとめ

　大きな期待の中で進められてきたオンラインHDFであり，患者数も大きく伸ばしている．今のところは，循環動態に対する優位性にまでたどりつけていないのが現実であり，今後の研究に期待をしたい．

文 献

1) 太田和夫, 他：腎と透析. 1977;3(6):681-90.
2) Usuda M, et al：Trans Am Soc Artif Intern Organs. 1982;28:24-7.
3) 川西秀樹：日透析医学会誌. 2003;36(4):242-4.
4) Locatelli F, et al：J Am Soc Nephrol. 2010;21(10):1798-807.
5) Maduell F, et al：J Am Soc Nephrol. 2013;24(3):487-97.
6) 川西秀樹：日透析医学会誌. 2017;32(2):268-75.

各論 16

オンラインHDFの瘙痒症への効果とその治療条件

高橋直子

point

- 前希釈オンラインHDFで，まずβ_2-MG除去率80%以上，α_1-MG除去率30%以上（〜40%）の治療条件を目標とする。
- この目標を達成しても瘙痒が改善しない場合は，PVPおよびBPAフリーのヘモダイアフィルタを使用して，より生体適合性の向上を試みる。
- それでも改善しない重度の瘙痒では，ハイスペック仕様のヘモダイアフィルタを使用して，α_1-MG除去率40%以上の治療条件を目標とする。
- α_1-MG除去率30%，40%を達成するためには，Alb漏出量をそれぞれ3g，5g程度とする必要がある。

1 はじめに

　血液透析患者の瘙痒症は60〜80%に認められ，睡眠障害やうつ状態を介して患者のQOLを低下させるだけではなく，生命予後も不良にする重大な合併症である[1)〜3)]。血液透析患者の予後と診療内容に関する国際的多施設前向き観察研究であるDOPPS（Dialysis Outcomes and Practice Patterns Study）のPhase 5（2012〜2015年）によ

ると，わが国の瘙痒の発生頻度は73％とこれまでの報告と同程度であったが，他のDOPPS参加国に比較して軽度の瘙痒が38％と多く，中等度以上の瘙痒は35％と少ない傾向であった[4]。これには，血液浄化器性能の向上や透析液清浄化の促進，既存治療抵抗性の瘙痒を適応症とするナルフラフィン塩酸塩の発売（2009年），そしてオンラインHDFの保険適用（2012年）など，血液透析患者の瘙痒症治療の選択肢が広がるとともに治療水準が向上したことが大きく寄与しているものと考えられる。

2 瘙痒症の原因

血液透析患者の瘙痒症には，複数の原因が関与して治療抵抗性となる場合が多いと考えられるため（図1），瘙痒の原因をよく検索することが重要である[5]。

① 腎不全・透析に由来する異常

透析膜の生体適合性や透析の治療効率が良好であるかを評価する。投与中の薬剤による瘙痒の可能性はないか，血清カルシウムやリン，副甲状腺ホルモン濃度の管理は適切かを検討する。

② 皮膚の異常

皮膚の乾燥の有無やその程度をよく観察して評価するとともに，皮膚の乾燥を引き起こす原因になる誤った入浴方法や生活習慣の有無についても十分な問診を行う。

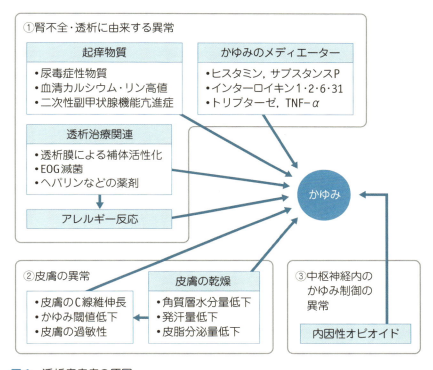

図1 透析瘙痒症の原因

（文献5より改変）

③中枢神経内のかゆみ制御の異常

様々な治療に抵抗性の場合には，内因性オピオイドの関与を疑う。

3 瘙痒症の治療アルゴリズム

筆者は透析瘙痒症に対して原因別かつ総合的な治療を行うための治療アルゴリズムを構築，導入している（図2）[5]。皮膚の状態と瘙痒の程度によって保湿剤やステロイド外用剤を使用し，既存治療抵抗性の

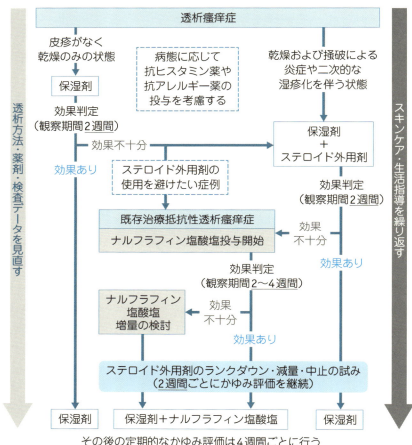

図2 透析瘙痒症の治療アルゴリズム (文献5より引用)

場合にはナルフラフィン塩酸塩の投与を検討する。同時に透析方法・薬剤・検査データの見直しや，スキンケアおよび生活習慣改善の指導を繰り返して行う。

透析方法・薬剤・検査データの見直しについては，生体適合性の良

表1 透析方法・薬剤・検査データの見直し

透析方法・薬剤・検査データを見直す
1) 生体適合性の良いダイアライザやヘモダイアフィルタを使用し，かゆみの原因となる尿毒症性物質を効率的に除去し十分な透析を行い，Kt/V≧1.6，可能であれば≧1.8 を目標とする 　①蛋白吸着型透析（PMMA膜）：Albレベル以上の分子量物質の除去 　②頻回透析：小分子尿毒素，蛋白結合尿毒素，リンの除去 　③長時間透析：小分子尿毒素，蛋白結合尿毒素，リンの除去 　④前希釈オンラインHDF：蛋白結合尿毒素，低分子量蛋白の除去
2) かゆみ閾値を上げるため低温透析療法（35.5℃）を行う
3) EOGなど透析素材の滅菌方法を見直す
4) 処方中の薬剤を見直す 　①好酸球増多の有無を確認 　②Ⅳ型（遅延型）アレルギーを疑う場合は薬剤誘発性リンパ球刺激試験（DLST）を行う
5) 血清カルシウム，リン，副甲状腺ホルモンの管理を行う

いダイアライザやヘモダイアフィルタを使用し，瘙痒の原因となる尿毒症性物質を効率的に除去し十分な透析を行うことが重要である．筆者は透析効率の指標として，Kt/V≧1.6，可能であれば≧1.8を目標としている．ポリメチルメタクリレート（PMMA）膜を使用した蛋白吸着型透析はAlbレベル以上の分子量物質の除去に，頻回透析・長時間透析は小分子尿毒素や蛋白結合尿毒素，リンの除去に優れている．そして，前希釈オンラインHDFは蛋白結合尿毒素や低分子量蛋白の除去に有用であり（**表1**），以下，本稿では前希釈オンラインHDFの瘙痒に対する効果とその治療条件について解説する．

4 前希釈オンラインHDFが瘙痒に有効である機序

瘙痒の原因として，β_2-MG（分子量11,800）領域の分子量物質からAlb（分子量66,000）近傍の中高分子量物質が関与している可能性が考えられている。したがって瘙痒の改善には，β_2-MGやα_1-MG（分子量33,000）領域の低分子量蛋白からAlb近傍の中高分子量物質や蛋白結合尿毒素を幅広い範囲で除去する必要がある[6]。

前希釈オンラインHDFが瘙痒の改善に有効であると考えられる機序として，①低分子量蛋白や蛋白結合尿毒素の除去に優れている，②かゆみを引き起こすとされるポリビニルピロリドン（PVP）やビスフェノールA（BPA）などの化学成分が，大量の濾過で透析液側に洗い流されてしまうため生体適合性が良い，③大量の置換液で血液が希釈され，かつ流速も高いため，血液細胞の膜表面への接触リスクが低減され生体適合性が良いことが挙げられている[7]。

5 前希釈オンラインHDFでの治療条件の決め方

① β_2-MGの積極的除去

β_2-MG領域の分子量物質が瘙痒の起因物質であると以前より推定されており，櫻井はHDから前希釈オンラインHDFに変更2週間後に瘙痒が著明に改善した2症例において，α_1-MG除去率は低下したが，β_2-MG除去率が80％以上に上昇していたことを報告し（**表2**），瘙痒の改善にはβ_2-MG領域の分子量物質の積極的除去が必要であることを提唱している[8]。また，朝日らはHDから前希釈オンラインHDFに変更した23人において12カ月後に瘙痒の減少した患者の割合が，β_2-MG除去率80％以上およびα_1-MG除去率30％以上の患

表2 瘙痒症の治療：β_2-MG領域の積極的除去

症例1	60歳代 女性，透析歴21年，原疾患：腎硬化症		
HD（FDY）➡ 60L 前希釈 HDF（ABH-P）			
		変更後	変更2週間目
β_2-MG除去率（％）	74.8	83.8	
α_1-MG除去率（％）	31.0	28.7	
かゆみ（VAS）	88	46	23
白取（日中）	3		2
（夜間）	3		2

症例2	40歳代 女性，透析歴2年，原疾患：糖尿病性腎症		
HD（FDY）➡ 60L 前希釈 HDF（ABH-P）			
		変更後	変更2週間目
β_2-MG除去率（％）	71.4	80.5	
α_1-MG除去率（％）	34.0	28.2	
かゆみ（VAS）	67	27	0
白取（日中）	2		1
（夜間）	2		1

（文献8より引用）

者群で最も高かったことを報告している（**図3**）[9]。

　筆者の施設において，瘙痒の治療のため前希釈オンラインHDFを施行した139人を，β_2-MGおよびα_1-MGの除去率により4群に分類しVerbal rating scale（VRS）を比較したが，4群間に有意差を認めなかった（**表3**）。しかし，各群をVRS≦1とVRS＞1でさらに2群にわけて検討したところ，β_2-MG除去率80％以上およびα_1-MG除去率30％以上の群においてVRS≦1の患者の割合が有意に多く，β_2-MG除去率80％未満およびα_1-MG除去率30％未満の群においてVRS≦1の患者の割合が有意に少ない傾向であった（**図4**）。したがって，瘙痒症の治療と予防のためには，まずβ_2-MGおよびβ_2-MG近傍の分子量物

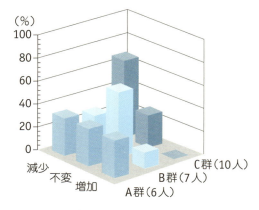

図3 HDと前希釈オンラインHDF変更12カ月後のかゆみ変化とβ_2-MG & α_1-MG除去率の全体割合（%）

（文献9より引用）

表3 筆者の施設で瘙痒治療のため前希釈オンラインHDFを施行した患者のβ_2-MGおよびα_1-MGの除去率によるVRSの比較①

Kruskal Wallis 検定（$p=0.8365$）　$n=139$

	β_2-MG 除去率（%）	α_1-MG 除去率（%）	人　数	VRS中央値	VRS平均値
A群	80以上	30以上	54	1（0,3）	1.02±0.72
B群	80以上	30未満	8	1（0,2）	0.87±0.64
C群	80未満	30以上	35	1（0,3）	1.05±0.79
D群	80未満	30未満	42	1（0,3）	1.14±0.87

総透析液流量：600mL/min
総置換液量：中央値60（36〜70）L/session
実血液流量：中央値248（170〜360）mL/min
治療時間：中央値4（3〜5）時間

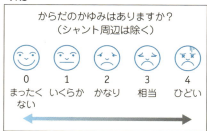

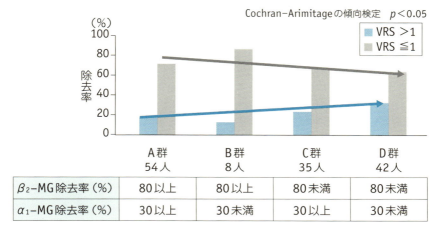

図4 筆者の施設で瘙痒治療のため前希釈オンラインHDFを施行した患者のβ_2-MGおよびα_1-MGの除去率によるVRSの比較②

質の積極的除去を行う必要があり,指標としてβ_2-MG除去率80％以上,α_1-MG除去率30以上（〜40％）の治療条件を目標とする。α_1-MG除去率30％を達成するためには,Alb漏出量を3g程度とする必要がある[10]。

さらに最近の報告によると,β_2-MGをマウスに皮内投与するとかゆみによる引っ掻き行動が誘発され,投与量に比例して引っ掻き行動は増加した。しかし,かゆみの受容体のひとつであるtransient receptor potential vanilloid 1（TRPV1）の選択的拮抗薬を投与すると,β_2-MGにより誘発されたかゆみによる引っ掻き行動は減弱した。この結果より,β_2-MGそのものが,TRPV1を発現する一次求心性感覚神経（C線維）を直接活性化してかゆみを引き起こす瘙痒発現物質である可能性が示唆されている[11]。

| 症例 1 | 72歳男性，原疾患不明 |

透析歴　3年1カ月

NV-15SでHDを施行時の瘙痒の程度は，白取の分類で日中が中等度，夜間が軽度であった．ABH-18PAによる前希釈オンラインHDFに変更したが，1カ月後の瘙痒にあまり改善が認められなかったためABH-22PAに変更した．3カ月後，総透析液流量600mL/min，総置換液量60L/4hrs，実血液流量212mL/minの条件下で，β_2-MG除去率84.0%，α_1-MG除去率30.8%，Alb漏出量3.2gであり，瘙痒の程度は白取の分類で日中は軽微，夜間はなしとなり，併用する瘙痒症治療薬のうちステロイド外用薬の使用頻度が低くなった（表4）．

表4　症例1：72歳男性，原疾患 不明，透析歴 3年1カ月

	20XX年1月	20XX年2月	20XX年5月
白取分類 日中 　　　　夜間	中等度 軽度	軽度 軽度	軽微 なし
β_2-MG除去率（%）			84.0
α_1-MG除去率（%）			30.8
Alb漏出量（g）			3.2
血清Alb（g/dL）			3.9
Kt/V		2.31	2.0
ダイアライザ/ヘモダイアフィルタ	NV-15S	ABH-18PA	ABH-22PA
総置換液量（L/4hrs）		60	60
実血液流量（mL/min）			212
設定血液流量（mL/min）	250	250	250

総透析液流量 600mL/min

ヘパリン類似物質クリーム
mediumステロイド軟膏
クロタミトンクリーム

② PVPおよびBPAフリーのヘモダイアフィルタの使用

β_2-MG除去率80％以上，α_1-MG除去率30以上（～40％）を達成しても瘙痒が改善しない場合は，PVPおよびBPAフリーのATA膜ヘモダイアフィルタを使用して，さらに生体適合性の向上を試みる。

筆者の施設でMFX-21Sを使用中の2人をATA膜ヘモダイアフィルタFIX-210Sに変更して8週間後，瘙痒は改善した（**表5**）[6]。β_2-MGおよびα_1-MG除去率は変更前後ともそれぞれ80％以上，35％以上であったがFIXのほうが若干低く，Alb漏出量もFIXのほうが少ない傾向であった。それにもかかわらず瘙痒が改善したのは溶質除去能の改善によるものではなく，瘙痒を引き起こすとされるPVPの影響がなくなったためではないかと考えられた。

ATA膜以外のヘモダイアフィルタによる前希釈オンラインHDF

表5 瘙痒に対するATA膜の有効性の検討

	症例1	症例2
年齢（歳）・性	82・女性	72・男性
原疾患	CGN	CGN
HDF歴／HD歴（年）	1/13	1/3
β_2-MG除去率（％）	86.1→83.6	83.7→81.6
α_1-MG除去率（％）	46.3→44.5	41.8→36.8
Alb漏出量（g）	4.4→3.9	5.5→4.3
VAS（mm）	78→6	23→10
白取分類　日中 　　　　　夜間	軽微→なし 中等度→軽度	軽度→なし 軽微→なし

- MFX-21SecoをFIX-210Sに変更して8週間観察
- 総透析液流量：600mL／min，総置換液量：60L／4hrs，実血液流量：250mL／min，併用する既存瘙痒症治療は変更せず

（文献6より改変）

を施行し，十分な溶質が除去されているにもかかわらず瘙痒が持続する患者ではPVPやBPAの影響も考えられるため，PVPおよびBPAフリーのATA膜ヘモダイアフィルタが有効である可能性がある[6]。

③ $α_1$-MGのさらなる除去

小分子量物質であるインドキシル硫酸（分子量251）やp-クレシル硫酸（分子量31）は瘙痒の起因物質であることが知られている[12]が，そのほとんどがAlbと結合した蛋白結合尿毒素である[13]。前述した①や②の方法を行っても改善しない重度の瘙痒の場合は，$β_2$-MG領域よりも大きいこれらの蛋白結合尿毒素などAlb近傍までの中高分子量物質の除去が必要となる。ハイスペック仕様のヘモダイアフィルタを使用し[8)10]，$α_1$-MG除去率40％以上を目標とする。$α_1$-MG除去率40％を達成するためには，Alb漏出量を5g程度とする必要がある[10]。

症例2

67歳男性，原疾患2型糖尿病

透析歴　4年10カ月

総透析液流量600mL／min，総置換液量60L／4hrs，実血流量300mL／min，FIX-250Sで前希釈オンラインHDFを施行し，$β_2$-MG除去率73.9％，$α_1$-MG除去率26.7％，Alb漏出量4.6g，瘙痒の程度は白取の分類で日中，夜間とも軽度であった。MFX-25Uに変更後，$β_2$-MG除去率79.6％，$α_1$-MG除去率40.6％，Alb漏出量8.4gに上昇し，瘙痒は軽微となり，併用する瘙痒症治療薬のうちステロイド外用薬のランクダウンやクロタミトンクリームおよび抗ヒスタミン内服薬メキタジンの中止が可能となった（**表6**）。

6 前希釈オンラインHDFで改善しない瘙痒への対策

前希釈オンラインHDFで十分な溶質が除去され，ヘモダイアフィルタの生体適合性も検討されているにもかかわらず，瘙痒の改善が不

表6 症例2：男性，原疾患 2型糖尿病，透析歴 4年10カ月

	20XX年3月	20XX年4月
白取分類 日中 　　　　　夜間	軽度 軽度	軽微 軽微
β_2-MG除去率（％）	73.9	79.6
α_1-MG除去率（％）	26.7	40.6
Alb漏出量（g）	4.6	8.4
血清Alb（g/dL）	3.8	3.9
Kt/V	1.6	1.5
ヘモダイアフィルタ	FIX-250S	MFX-25U
総置換液量（L/4hrs）	60	60
実血液流量（mL/min）	300	310
設定血液流量（mL/min）	350	350

総透析液流量 600mL/min

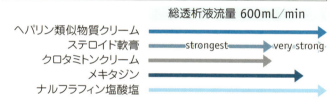

十分な場合は，アルゴリズムに従い治療の見直しを行う。筆者はスキンケアの再指導やナルフラフィン塩酸塩の投与を行ったところ，瘙痒がさらに改善した症例を経験しており，個々の患者に応じて，スキンケア，生活指導，薬剤投与，検査データを再評価する必要がある。

7 おわりに

前希釈オンラインHDFによる瘙痒症治療は，①β_2-MG除去率80％以上，α_1-MG除去率30％以上（〜40％），②BPAおよびPVP

フリーのヘモダイアフィルタの使用，③α_1-MG除去率40％以上，で進めていく。ただし，スキンケアや生活指導を継続して行い，薬剤投与や検査データを適宜見直すことも重要である。

文 献

1) Pisoni RL, et al：Nephrol Dial Transplant. 2006；21(12)：3495-505.
2) Narita I, et al：Kidney Int. 2006；69(9)：1626-32.
3) Kimata N, et al：Hemodial Int. 2014；18(3)：657-67.
4) Rayner HC, et al：Clin J Am Soc Nephrol. 2017；12(12)：2000-7.
5) Takahashi N, et al：Ren Replace Ther. 2016；2：27.
6) 高橋直子，他：腎と透析. 2015；79(別冊　ハイパフォーマンスメンブレン'15)：117-9.
7) Masakane I：Nephrol Dial Transplant Plus. 2010；3(Suppl. 1)：i28-35.
8) 櫻井健治：最新透析医療──先端技術との融合．新田孝作，監．医薬ジャーナル社，2016, p58-65.
9) 朝日大樹，他：腎と透析. 2017；83(別冊 HDF療法'17)：22-4.
10) 櫻井健治：臨透析. 2017；33(5)：533-9.
11) Andoh T, et al：Eur J Pharmacol. 2017；810：134-40.
12) Wang CP, et al：Dermatology. 2016；232(3)：363-70.
13) Viaene L, et al：Biopharm Drug Dispos. 2013；34(3)：165-75.

索引

記号

α_1-MG **48**
β_2-MG **48**, **194**

数字

1セッション当たりの置換液量 **31**
2016年版透析液水質基準 **60**

欧文

A
ABH **50**
Alb漏出 **48**, **131**

C
CL曲線 **3**
CONTRASTスタディ **17**
CRP **73**

D
Dialysis Outcomes and Practice Patterns Study(DOPPS) **13**

E
ESHOLスタディ **18**, **30**
ETRF **64**, **109**
European Clinical Database (EUCLID) **14**

G
Gibbs-Donnan効果 **185**

H
HDF **23**
HDFを選択する理由 **29**
HD vs. 前希釈オンラインHDF **33**
hemodiafiltration(HDF) **1**, **43**
hemodialysis(HD) **1**
hemofiltration(HF) **2**, **41**

I
ICAM-1 **73**
I-HDF **83**, **92**, **106**, **136**, **151**
IL-6 **70**, **73**

P
PA-HD **47**
PAN-DX **47**
PDMP **74**
PEPAヘモダイアフィルタ **51**
PS-UW **47**
PTX3 **73**
push & pull(P/P) HDF **56**

R
Réseau Epidémiologique et Information en Néphrologie (REIN) registry **14**
ROユニット **123**

T
TMP **131**
―― の増大 **6**

Turkish Online HDF スタディ　17

U

ultra-pure dialysis fluid　60

和文

あ

後希釈オフライン HDF　25
後希釈オンライン HDF　77, 87
後希釈法　102

え

エンドトキシン捕捉フィルタ　64

お

オンライン HDF　3, 23, 45, 56
　――装置　101
オンライン補充液　63

か

化学的汚染物質　115
活性炭濾過装置　122
監視技術　109

け

血液浄化　4
血液透析　1
　――濾過　1
血液濃縮　130
血液濾過　2, 41
健康関連 QOL　167

こ

高置換・前希釈オンライン HDF　35
骨関節痛　88

さ

在宅透析　84

し

自動化機能　103
除去対象物質　44
除去特性　130
除水ポンプ　102

す

水質管理　56, 115
水道法　115

せ

清浄化管理　109
生体適合性　69
生体適合性のマーカー　73
生命予後　31
洗浄・消毒　112

そ

瘙痒症　190

た

ダイアライザカプラ　110
多用途透析装置　153
蛋白付着現象　6

ち

置換液　46
置換液量　30
　――と1年予後　35
　――と予後　15
超純粋透析液　60

と

トレスルホン　51
トレライト HDF　52
透析アミロイドーシス　24
透析アミロイド症　167
透析液ポンプ　102
透析液由来オンライン調整透析液　63

透析液流量 108
透析困難症 24
透析低血圧 184
透析用水 117

な
軟水装置 121

に
日本透析医学会統計調査 31

は
ハイパフォーマンスメンブレン 47

ひ
微細炎症 70

ふ
ファインフラックス 51
ファウリング 6
プロペンシティスコアマッチング 31
不定愁訴 164
分画特性 41

へ
ヘモダイアフィルタ 40, 44, 51, 130, 140

ほ
補液ポンプ 102
保守点検 112

ま
マキシフラックス 51
前希釈HDF 164
前希釈オンラインHDF 25, 77, 89
　──の生存率 34
前希釈法 102

も
モニタリング部位 125

よ
溶質除去特性 77
溶質透過性の低下 6

れ
レストレスレッグス症候群 88, 170

編者　**川西秀樹**（かわにし ひでき）
特定医療法人あかね会 土谷総合病院 副院長／主任部長／外科

略歴
1975年　東京医科大学 卒業
　　　　同年広島大学 第二外科学教室 入局
1985年　医療法人あかね会 土谷総合病院 人工臓器部
1996年　現職
2007〜2016年　広島大学医学部 臨床教授（兼任）
2009年より　日本HDF研究会理事長
研究分野：血液浄化療法・透析療法

病態に応じた
オンラインHDF治療戦略

定価（本体4,200円＋税）
2019年3月20日 第1版

編　者	川西秀樹
発行者	梅澤俊彦
発行所	日本医事新報社　www.jmedj.co.jp

〒101-8718　東京都千代田区神田駿河台2-9
電話（販売）03-3292-1555　（編集）03-3292-1557
振替口座　00100-3-25171

印　刷　ラン印刷社

© Hideki Kawanishi　2019　Printed in Japan
ISBN978-4-7849-4822-2　C3047　¥4200E

本書の複製権・翻訳権・上映権・譲渡権・公衆送信権（送信可能化権を含む）は（株）日本医事新報社が保有します。
[JCOPY]〈（社）出版者著作権管理機構 委託出版物〉
本書の無断複写は著作権法上での例外を除き禁じられています。複写される場合は、そのつど事前に、（社）出版者著作権管理機構（電話 03-3513-6969，FAX 03-3513-6979，e-mail:info@jcopy.or.jp）の許諾を得てください。

電子版のご利用方法

巻末の袋とじに記載された**シリアルナンバー**で，本書の電子版を利用することができます。

手順①：日本医事新報社Webサイトにて**会員登録（無料）**をお願い致します。
（既に会員登録をしている方は手順②へ）

日本医事新報社Webサイトの「Web医事新報かんたん登録ガイド」でより詳細な手順をご覧頂けます。
www.jmedj.co.jp/files/news/20170221%20guide.pdf

手順②：登録後**「マイページ」に移動**してください。
www.jmedj.co.jp/mypage/

「マイページ」

マイページ中段の「会員限定コンテンツ」より
電子版を利用したい書籍を選び，
右にある「SN登録・確認」ボタン（赤いボタン）をクリック

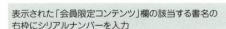

表示された「会員限定コンテンツ」欄の該当する書名の右枠にシリアルナンバーを入力

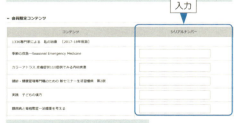

下部の「確認画面へ」をクリック

「変更する」をクリック

会員登録（無料）の手順

1 日本医事新報社Webサイト（www.jmedj.co.jp）右上の**「会員登録」をクリック**してください。

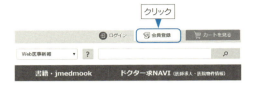

2 サイト利用規約をご確認の上（1）**「同意する」にチェック**を入れ，（2）**「会員登録する」をクリック**してください。

3 （1）**ご登録用のメールアドレスを入力**し，（2）**「送信」をクリック**してください。登録したメールアドレスに確認メールが届きます。

4 確認メールに示された**URL（Webサイトのアドレス）**をクリックしてください。

5 会員本登録の画面が開きますので，**新規の方は一番下の「会員登録」をクリック**してください。

6 会員情報入力の画面が開きますので，（1）**必要事項を入力**し（2）「**（サイト利用規約に）同意する」にチェック**を入れ，（3）**「確認画面へ」をクリック**してください。

7 会員情報確認の画面で入力した情報に誤りがないかご確認の上，**「登録する」をクリック**してください。